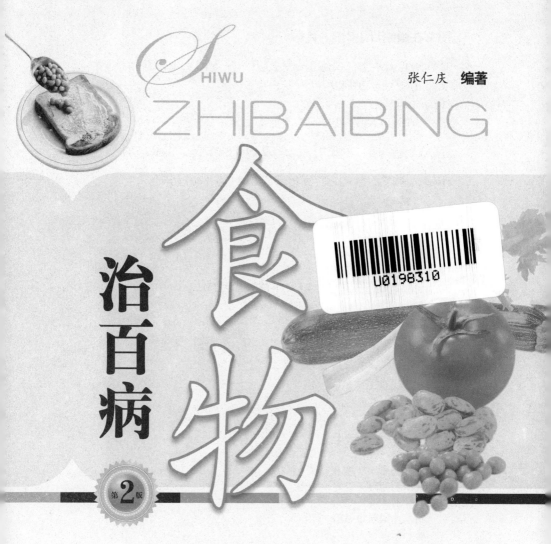

SHIWU
ZHIBAIBING

张仁庆 **编著**

食物

治百病

第**2**版

该书以通俗易懂的语言和生动有效的例子，将食物治疗各种疾病、保健的原理、原则和方法一一解析，娓娓道来，让不懂医学的你也能很快入门，为你和家人的健康和幸福生活助一臂之力。

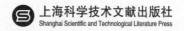
上海科学技术文献出版社
Shanghai Scientific and Technological Literature Press

图书在版编目（CIP）数据

食物治百病/张仁庆编著 . —2版 . —上海：上海科学技
术文献出版社，2014.9

（治百病丛书）

ISBN 978-7-5439-5908-8

Ⅰ . ① 食… Ⅱ . ① 张… Ⅲ . ① 食物疗法　Ⅳ . ① R247.1

中国版本图书馆 CIP 数据核字（2013）第 179716 号

策　　划：胡德仁
责任编辑：李　莺　王卓娅　周燕儿　胡德仁
封面设计：赵　军

食物治百病（第二版）

张仁庆　编著

出版发行　上海科学技术文献出版社
地　　址　上海市长乐路 746 号
邮政编码　200040
经　　销　全国新华书店
印　　刷　常熟市人民印刷厂
开　　本　650×900　1/16
印　　张　12
字　　数　184 000
版　　次　2014 年 9 月第 2 版　2014 年 9 月第 1 次印刷
书　　号　ISBN 978-7-5439-5908-8
定　　价　18.00 元
http://www.sstlp.com

内 容 提 要

　　古人讲:"食药同源。"各种食物存在着温、寒、凉、热四性和酸、甜、苦、辣、咸五味,各种食物又有碱性与酸性之分。食物的这些属性对人体具有养生保健食疗、食补之功效。这些食物随时可见,随手可得,是人们日常生活离不开的生活资源。

　　但有些人有一点小病就往医院里跑,打针吃药,折腾一番,殊不知,身边的食物就能解决问题。例如,冬天多痰,吃点萝卜即可消食化痰;夏季腹泻,吃点大蒜即可止泻消炎。本书为你提供众多利用食物治疗百病的验方、秘方,并介绍了这些常见食物的食疗作用,使读者耳目一新,为你的生活增添光彩。

《食物治百病》
编 委 会

目　录

第一章　食物对内科疾病的食疗验方 ……………… 001

第一节　食物对感冒的食疗验方 ………………… 001

一、茶对感冒的食疗验方 …………………………… 001

二、醋对感冒的食疗验方 …………………………… 002

三、大蒜对感冒的食疗验方 ………………………… 002

四、葱对感冒的食疗验方 …………………………… 002

五、姜对感冒的食疗验方 …………………………… 002

六、酒对感冒的食疗验方 …………………………… 003

七、感冒病人适宜的食物 …………………………… 003

第二节　食物对支气管哮喘的食疗验方 ………… 006

一、茶对支气管哮喘的食疗验方 …………………… 006

二、醋对支气管哮喘的食疗验方 …………………… 006

三、蒜对支气管哮喘的食疗验方 …………………… 007

四、葱对支气管哮喘的食疗验方 …………………… 007

五、姜对支气管哮喘的食疗验方 …………………… 008

六、酒对支气管哮喘的食疗验方 …………………… 008

七、食盐对支气管哮喘的食疗验方 ………………… 008

八、萝卜对急、慢性支气管炎的食疗验方 ………… 009

九、支气管哮喘病人适宜的食物 …………………… 009

第三节　食物对冠心病的食疗验方 ……………… 011

一、茶对冠心病的食疗验方 ………………………… 011

二、醋对冠心病的食疗验方 ………………………… 012

三、蒜对冠心病的食疗验方 ………………………… 012

四、姜对冠心病的食疗验方 ………………………… 012

五、冠心病病人适宜的食物 ………………………… 013

提
高
免
疫
力

第四节　食物对心悸的食疗验方 …………………… 015
　一、茶对心悸的食疗验方 ……………………………… 015
　二、醋对心悸的食疗验方 ……………………………… 015
　三、蒜对心悸的食疗验方 ……………………………… 015
　四、葱对心悸的食疗验方 ……………………………… 016
　五、姜对心悸的食疗验方 ……………………………… 016
　六、海参对冠心病的食疗验方 ………………………… 016
　七、心悸病人适宜的食物 ……………………………… 017
第五节　食物对高血压病的食疗验方 ……………… 018
　一、茶对高血压病的食疗验方 ………………………… 018
　二、醋对高血压病的食疗验方 ………………………… 019
　三、蒜对高血压病的食疗验方 ………………………… 019
　四、姜对高血压病的食疗验方 ………………………… 020
　五、芹菜对高血压的食疗验方 ………………………… 021
　六、高血压病人适宜的食物 …………………………… 021
第六节　食物对动脉粥样硬化的食疗验方 ………… 026
　一、茶对动脉粥样硬化的食疗验方 …………………… 026
　二、醋对动脉粥样硬化的食疗验方 …………………… 026
　三、蒜对动脉粥样硬化的食疗验方 …………………… 026
　四、动脉粥样硬化病人适宜的食物 …………………… 026
第七节　食物对高脂血症的食疗验方 ……………… 029
　一、茶叶对高脂血症的食疗验方 ……………………… 029
　二、蒜对高脂血症的食疗验方 ………………………… 029
　三、姜对高脂血症的食疗验方 ………………………… 030
　四、萝卜对高脂血症的食疗验方 ……………………… 030
　五、高脂血症病人适宜的食物 ………………………… 030
第八节　食物对胃痛的食疗验方 …………………… 035
　一、茶叶对胃痛的食疗验方 …………………………… 035
　二、醋对胃痛的食疗验方 ……………………………… 036
　三、蒜对胃痛的食疗验方 ……………………………… 036
　四、姜对胃痛的食疗验方 ……………………………… 037
　五、酒对胃痛的食疗验方 ……………………………… 038

六、小茴香对胃痛的食疗验方 ·················· 038
七、胃痛病人适宜的食物 ·················· 038
第九节 食物对呕吐的食疗验方 ·················· 043
一、茶对呕吐的食疗验方 ·················· 043
二、醋对呕吐的食疗验方 ·················· 043
三、蒜对呕吐的食疗验方 ·················· 044
四、姜对呕吐的食疗验方 ·················· 044
五、葱对呕吐的食疗验方 ·················· 045
六、芹菜对呕吐的食疗验方 ·················· 045
第十节 食物对腹泻的食疗验方 ·················· 045
一、茶叶对腹泻的食疗验方 ·················· 045
二、醋对呃逆的食疗验方 ·················· 046
三、蒜对腹泻的食疗验方 ·················· 046
四、葱对腹泻的食疗验方 ·················· 047
五、姜对腹泻的食疗验方 ·················· 047
六、藿香对腹泻的食疗验方 ·················· 048
第十一节 食物对腹胀的食疗验方 ·················· 048
一、茶对腹胀的食疗验方 ·················· 048
二、醋对腹胀的食疗验方 ·················· 049
三、蒜对腹胀的食疗验方 ·················· 050
四、腹胀病人适宜的食物 ·················· 050
第十二节 食物对腿肚转筋的食疗验方 ·················· 052
一、茶对腿肚转筋的食疗验方 ·················· 052
二、蒜对腿肚转筋的食疗验方 ·················· 052
三、姜对腿肚转筋的食疗验方 ·················· 053
第十三节 食物对便秘的食疗验方 ·················· 053
一、茶对便秘的食疗验方 ·················· 053
二、醋对便秘的食疗验方 ·················· 054
三、蒜对便秘的验方 ·················· 054
四、姜对便秘的食疗验方 ·················· 055
五、酒对便秘的食疗验方 ·················· 056
六、盐对便秘的食疗验方 ·················· 056

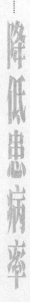

七、梨对便秘的食疗验方 …………………………………… 056

八、便秘病人适宜的食物 …………………………………… 056

第十四节　食物对泌尿系统感染的食疗验方 ……………… 058

一、茶对泌尿系统感染的食疗验方 ………………………… 058

二、醋对泌尿系统感染的食疗验方 ………………………… 059

三、姜对泌尿系统感染的食疗验方 ………………………… 059

四、泌尿系统结石病人适宜的食物 ………………………… 060

第十五节　食物对水肿的食疗验方 …………………………… 063

一、茶对水肿的食疗验方 …………………………………… 063

二、醋对水肿的食疗验方 …………………………………… 063

三、蒜对水肿的食疗验方 …………………………………… 063

四、葱对水肿的食疗验方 …………………………………… 063

五、姜对水肿的食疗验方 …………………………………… 064

六、冬瓜对水肿的食疗验方 ………………………………… 064

七、水肿病人适宜的食物 …………………………………… 064

第十六节　食物对癃闭的食疗验方 …………………………… 066

一、茶对癃闭的食疗验方 …………………………………… 066

二、蒜对癃闭的食疗验方 …………………………………… 066

三、姜对癃闭的食疗验方 …………………………………… 066

第十七节　食物对前列腺炎的食疗验方 ……………………… 067

一、茶对前列腺炎的食疗验方 ……………………………… 067

二、醋对前列腺炎的食疗验方 ……………………………… 067

三、蒜对前列腺炎的食疗验方 ……………………………… 067

四、姜对前列腺炎的食疗验方 ……………………………… 067

第十八节　食物对阳痿的食疗验方 …………………………… 068

一、茶对阳痿的食疗验方 …………………………………… 068

二、蒜对阳痿的食疗验方 …………………………………… 068

三、葱对阳痿的食疗验方 …………………………………… 068

四、姜对阳痿的食疗验方 …………………………………… 069

五、酒对阳痿的食疗验方 …………………………………… 069

六、枸杞子对阳痿的食疗验方 ……………………………… 069

七、阳痿病人适宜的食物 …………………………………… 069

第十九节　食物对糖尿病的食疗验方 ……………………… 073

一、茶对糖尿病的食疗验方 …………………………… 073

二、醋对糖尿病的食疗验方 …………………………… 074

三、蒜对糖尿病的食疗验方 …………………………… 074

四、姜对糖尿病的食疗验方 …………………………… 074

五、糖尿病病人适宜的食物 …………………………… 074

第二十节　食物对痹症的食疗验方 ……………………… 079

一、茶对痹症的食疗验方 ……………………………… 079

二、醋对痹症的食疗验方 ……………………………… 079

三、蒜对痹症的食疗验方 ……………………………… 080

四、葱对痹症的食疗验方 ……………………………… 080

五、姜对痹症的食疗验方 ……………………………… 080

六、痹症病人适宜的食物 ……………………………… 080

第二十一节　食物对头痛的食疗验方 …………………… 082

一、茶对头痛的食疗验方 ……………………………… 082

二、蒜对头痛的食疗验方 ……………………………… 082

三、葱对头痛的食疗验方 ……………………………… 083

四、姜对头痛的食疗验方 ……………………………… 083

第二十二节　食物对中暑的食疗验方 …………………… 083

一、茶对中暑的食疗验方 ……………………………… 083

二、醋对中暑的食疗验方 ……………………………… 083

三、蒜对中暑的食疗验方 ……………………………… 083

四、葱对中暑的食疗验方 ……………………………… 084

五、姜对中暑的食疗验方 ……………………………… 084

第二章　食物对外科疾病的食疗验方 ……………… 085

第一节　食物对疖的食疗验方 …………………………… 085

一、茶对疖的食疗验方 ………………………………… 085

二、醋对疖的食疗验方 ………………………………… 085

三、蒜对疖的食疗验方 ………………………………… 086

四、葱对疖的食疗验方 ………………………………… 086

五、姜对疖的食疗验方 ………………………………… 086

降 低 患 病 率

　六、酒对疖的食疗验方 ································ 086
　七、生疖病人适宜的食物 ···························· 086
第二节　食物对疝气的食疗验方 ···················· 088
　一、茶对疝气的食疗验方 ·························· 088
　二、醋对疝气的食疗验方 ·························· 089
　三、蒜对疝气的食疗验方 ·························· 089
　四、姜对疝气的食疗验方 ·························· 089
第三节　食物对痔疮的食疗验方 ···················· 089
　一、茶对痔疮的食疗验方 ·························· 089
　二、醋对痔疮的食疗验方 ·························· 090
　三、蒜对痔疮的食疗验方 ·························· 090
　四、痔疮病人适宜的食物 ·························· 090
第四节　食物对腰膝痛的食疗验方 ················ 093
　一、茶对腰膝痛的食疗验方 ······················ 093
　二、醋对腰膝痛的食疗验方 ······················ 094
　三、蒜对腰膝痛的食疗验方 ······················ 094
　四、姜对腰膝痛的食疗验方 ······················ 094
　五、酒对腰膝痛的食疗验方 ······················ 094
　六、腰膝痛病人适宜的食物 ······················ 094

第三章　食物对妇产科疾病的食疗验方 ············ 098
第一节　食物对月经不调的食疗验方 ·············· 098
　一、茶对月经不调的食疗验方 ···················· 098
　二、醋对月经不调的食疗验方 ···················· 098
　三、蒜对月经不调的食疗验方 ···················· 099
　四、姜对月经不调的食疗验方 ···················· 099
　五、月经不调病人适宜的食物 ···················· 099
第二节　食物对痛经的食疗验方 ···················· 102
　一、茶对痛经的食疗验方 ·························· 102
　二、醋对痛经的食疗验方 ·························· 102
　三、蒜对痛经的食疗验方 ·························· 103
　四、姜对痛经的食疗验方 ·························· 103

五、酒对痛经的食疗验方 ················ 103

六、盐对痛经的食疗验方 ················ 103

七、痛经病人适宜的食物 ················ 103

第三节　食物对闭经的食疗验方 ·········· 107

一、茶叶对闭经的食疗验方 ·············· 107

二、醋对闭经的食疗验方 ················ 107

三、蒜对闭经的食疗验方 ················ 107

四、姜对闭经的食疗验方 ················ 107

五、闭经病人适宜的食疗 ················ 108

第四节　食物对功能性子宫出血的食疗验方 ···· 108

一、茶对功能性子宫出血的食疗验方 ········ 108

二、醋对功能性子宫出血的食疗验方 ········ 108

三、姜对功能性子宫出血的食疗验方 ········ 108

四、功能性子宫出血病人适宜的食物 ········ 109

第五节　食物对带下病的食疗验方 ·········· 109

一、茶对带下病的食疗验方 ·············· 109

二、醋对带下病的食疗验方 ·············· 109

三、蒜对带下病的食疗验方 ·············· 109

四、姜对带下病的食疗验方 ·············· 110

五、盐对带下病的食疗验方 ·············· 110

六、带下病病人适宜的食物 ·············· 110

第六节　食物对阴疮的食疗验方 ············ 114

一、茶对阴疮的食疗验方 ················ 114

二、蒜对阴疮的食疗验方 ················ 114

三、姜对阴疮的食疗验方 ················ 114

第七节　食物对不孕症的食疗验方 ·········· 115

一、茶对不孕症的食疗验方 ·············· 115

二、姜对不孕症的食疗验方 ·············· 115

三、不孕症病人适宜的食物 ·············· 115

第八节　食物对产后恶露不尽的食疗验方 ······ 116

一、茶对产后恶露不尽的食疗验方 ·········· 116

二、醋对产生恶露不尽的食疗验方 ·········· 116

降低患病率

三、姜对产后恶露不尽的食疗验方 ……………… 116
　　　四、孕妇产后适宜的食物 ……………………… 116
　　第九节　食物对产后腹痛的验方 ………………… 120
　　　一、茶对产后腹痛的食疗验方 ………………… 120
　　　二、醋对产后腹痛的食疗验方 ………………… 120
　　　三、姜对产后腹痛的食疗验方 ………………… 120
　　第十节　食物对产后杂症的食疗验方 …………… 120
　　　一、茶对产后杂症的食疗验方 ………………… 120
　　　二、醋对产后杂症的食疗验方 ………………… 121
　　　三、蒜对产后杂症的食疗验方 ………………… 121
　　　四、姜对产后杂症的食疗验方 ………………… 121

第四章　食物对儿科疾病的食疗验方 …………… 122

　　第一节　食物对小儿感冒的食疗验方 …………… 122
　　　一、茶对小儿感冒的食疗验方 ………………… 122
　　　二、醋对小儿感冒的食疗验方 ………………… 122
　　　三、蒜对小儿感冒的食疗验方 ………………… 123
　　　四、葱对小儿感冒的食疗验方 ………………… 123
　　　五、姜对小儿感冒的食疗验方 ………………… 123
　　第二节　食物对小儿腮腺炎的食疗验方 ………… 123
　　　一、茶对小儿腮腺炎的食疗验方 ……………… 123
　　　二、醋对小儿腮腺炎的食疗验方 ……………… 124
　　　三、腮腺炎患儿适宜的食物 …………………… 124
　　第三节　食物对小儿腹泻的食疗验方 …………… 124
　　　一、茶对小儿腹泻的食疗验方 ………………… 124
　　　二、蒜对小儿腹泻的食疗验方 ………………… 124
　　　三、姜对小儿腹泻的食疗验方 ………………… 124
　　　四、腹泻患儿适宜的食物 ……………………… 125
　　第四节　食物对小儿遗尿症的食疗验方 ………… 125
　　　一、茶对小儿遗尿症的食疗验方 ……………… 125
　　　二、醋对小儿遗尿症的食疗验方 ……………… 125
　　　三、姜对小儿遗尿症的食疗验方 ……………… 125

四、小儿遗尿症患儿适宜的食物 …………… 126

第五节 食物对婴幼儿惊厥的食疗验方 …… 126

一、茶对婴幼儿惊厥的食疗验方 …………… 126

二、醋对婴幼儿惊厥的食疗验方 …………… 126

三、蒜对小儿惊厥的食疗验方 ……………… 126

四、姜对小儿惊厥的食疗验方 ……………… 127

五、小儿惊厥患儿适宜的食物 ……………… 127

第六节 食物对小儿疳积的食疗验方 ……… 129

一、醋对小儿疳积的食疗验方 ……………… 129

二、蒜对小儿疳积的食疗验方 ……………… 130

三、姜对小儿疳积的食疗验方 ……………… 130

四、小儿疳积患儿适宜的食物 ……………… 130

第七节 食物对虫证的食疗验方 …………… 132

一、醋对虫证的食疗验方 …………………… 132

二、蒜对虫证的食疗验方 …………………… 133

三、姜对虫证的食疗验方 …………………… 133

第八节 食物对小儿百日咳的食疗验方 …… 133

一、醋对小儿百日咳的食疗验方 …………… 133

二、蒜对小儿百日咳的食疗验方 …………… 133

三、姜对小儿百日咳的食疗验方 …………… 134

四、百日咳患儿适宜的食物 ………………… 134

第五章 食物对耳鼻喉眼口腔科的食疗验方 …… 137

第一节 食物对结膜炎的食疗验方 ………… 137

一、茶对结膜炎的食疗验方 ………………… 137

二、蒜对结膜炎的食疗验方 ………………… 137

三、姜对结膜炎的食疗验方 ………………… 138

四、结膜炎病人适宜的食物 ………………… 138

第二节 食物对沙眼的食疗验方 …………… 138

一、茶对沙眼的食疗验方 …………………… 138

二、醋对沙眼的食疗验方 …………………… 138

三、姜对沙眼的食疗验方 …………………… 139

第三节 食物对中耳炎的食疗验方 ················ 139

一、茶对中耳炎的食疗验方 ···················· 139

二、蒜对中耳炎的食疗验方 ···················· 139

三、姜对中耳炎的食疗验方 ···················· 139

第四节 食物对鼻出血的食疗验方 ················ 140

一、茶对鼻出血的食疗验方 ···················· 140

二、蒜对鼻出血的食疗验方 ···················· 140

三、姜对鼻出血的食疗验方 ···················· 140

四、鼻出血病人适宜的食物 ···················· 141

第五节 食物对鼻窦炎的食疗验方 ················ 144

一、茶对鼻窦炎的食疗验方 ···················· 144

二、蒜对鼻窦炎的食疗验方 ···················· 144

三、姜对鼻窦炎的食疗验方 ···················· 144

四、鼻窦炎病人适宜的食物 ···················· 144

第六节 食物对咽喉炎的食疗验方 ················ 145

一、茶对咽喉炎的食疗验方 ···················· 145

二、醋对咽喉炎的食疗验方 ···················· 145

三、蒜对咽喉炎的食疗验方 ···················· 145

四、姜对咽喉炎的食疗验方 ···················· 145

五、咽喉炎病人适宜的食物 ···················· 146

第七节 食物对牙疼的食疗验方 ················ 147

一、茶对牙疼的食疗验方 ······················ 147

二、醋对牙疼的食疗验方 ······················ 148

三、蒜对牙疼的食疗验方 ······················ 148

四、姜对牙疼的食疗验方 ······················ 148

五、酒对牙疼的食疗验方 ······················ 148

六、盐对牙疼的食疗验方 ······················ 148

第八节 食物对牙周病的食疗验方 ················ 149

一、茶对牙周病的食疗验方 ···················· 149

二、醋对牙周病的食疗验方 ···················· 149

三、姜对牙周病的食疗验方 ···················· 149

四、牙周病病人适宜的食物 ···················· 149

第九节　食物对口腔溃疡的食疗验方 ……………… 150

一、茶对口腔溃疡的食疗验方 ……………… 150

二、姜对口腔溃疡的食疗验方 ……………… 150

三、酒对口腔溃疡的预防 ……………… 150

四、口腔溃疡病人适宜的食物 ……………… 150

第六章　食物对皮肤科疾病的食疗验方 ……………… 151

第一节　食物对银屑病的食疗验方 ……………… 151

一、茶对银屑病的食疗验方 ……………… 151

二、醋对银屑病的食疗验方 ……………… 151

三、蒜对银屑病的食疗验方 ……………… 152

四、姜对银屑病的食疗验方 ……………… 152

第二节　食物对神经性皮炎的食疗验方 ……………… 152

一、醋对神经性皮炎的食疗验方 ……………… 152

二、蒜对神经性皮炎的食疗验方 ……………… 152

三、神经性皮炎病人适宜的食物 ……………… 153

第三节　食物对带状疱疹的食疗验方 ……………… 155

一、茶对带状疱疹的食疗验方 ……………… 155

二、醋对带状疱疹的食疗验方 ……………… 156

三、蒜对带状疱疹的食疗验方 ……………… 156

四、带状疱疹病人适宜的食物 ……………… 156

第四节　食物对荨麻疹的食疗验方 ……………… 156

一、茶对荨麻疹的食疗验方 ……………… 156

二、醋对荨麻疹的食疗验方 ……………… 157

三、蒜对荨麻疹的食疗验方 ……………… 157

第五节　食物对花斑癣的食疗验方 ……………… 157

一、醋对花斑癣的食疗验方 ……………… 157

二、蒜对花斑癣的食疗验方 ……………… 157

三、姜对花斑癣的食疗验方 ……………… 158

第七章　食物对传染性疾病的食疗验方 ……………… 159

第一节　食物对痢疾的食疗验方 ……………… 159

一、茶对痢疾的食疗验方 ……………………………………… 159

二、醋对痢疾的食疗验方 ……………………………………… 159

三、蒜对痢疾的食疗验方 ……………………………………… 160

四、姜对痢疾的食疗验方 ……………………………………… 160

五、痢疾病人适宜的食物 ……………………………………… 160

第二节　食物对疟疾的食疗验方 …………………………… 163

一、茶对疟疾的食疗验方 ……………………………………… 163

二、醋对疟疾的食疗验方 ……………………………………… 163

三、蒜对疟疾的食疗验方 ……………………………………… 163

四、姜对疟疾的食疗验方 ……………………………………… 163

第三节　食物对病毒性肝炎的食疗验方 ………………… 164

一、茶对病毒性肝炎的食疗验方 …………………………… 164

二、蒜对病毒性肝炎的食疗验方 …………………………… 164

三、姜对病毒性肝炎的食疗验方 …………………………… 164

四、病毒性肝炎病人适宜的食物 …………………………… 165

第四节　食物对肺结核的食疗验方 ……………………… 165

一、醋对肺结核的食疗验方 ………………………………… 165

二、蒜对肺结核的食疗验方 ………………………………… 165

三、姜对肺结核的食疗验方 ………………………………… 165

四、肺结核病人适宜的食物 ………………………………… 166

第八章　食物对减肥的疗效 ……………………………… 169

第一节　减肥食疗 …………………………………………… 169

第二节　减肥饮食新验方 …………………………………… 170

第三节　能"吃去"体内脂肪的食物 ……………………… 171

第四节　12 种美腿的食物 ………………………………… 172

后记 ……………………………………………………………… 174

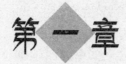

第一章

食物对内科疾病的食疗验方

内科疾病的食疗是指人体的五脏六腑,其中包括呼吸系统、消化系统、循环系统、内分泌系统等器官出现异常病变时,用食物或常用调料食品原料做基础,对应其发病原因,病理特点,利用食物的性质,特点功能,功效来进行治疗疾病的方法,这些食疗方法也称验方。

这些验方经过多年的实践,行之有效,但遇到特殊病例,食用后效果不明显时,还是需要到医院诊治,以免耽误病情。本章中所提供的验方原料都随手可取,家中常用。希望为你的生活增添光彩。

第一节 食物对感冒的食疗验方

一、茶对感冒的食疗验方

◎ 麻酱糖茶

　　对症食疗：治外感初起。

　　用量配方：芝麻酱、红糖各适量,茶叶 5 克。

　　制作方法：将芝麻酱、红糖、茶叶一起放入杯内调匀,用沸水冲泡。

　　食用方法：随量热服,盖被出汗。

◎ 姜茶汤

　　对症食疗：治感冒、咳嗽。

　　用量配方：茶叶 7 克,生姜 10 克。

　　制作方法：将生姜去皮洗净,与茶叶煮成汁。

　　食用方法：饭后随量饮服。

提
高
免
疫
力

二、醋对感冒的食疗验方

◎ 醋预防感冒

每立方米房间,用米醋约 5 毫升,薄荷梗 25 克,放在不加盖的容器里,加水 1～2 倍煎熏,将门窗关闭,连续熏 3 天便可预防感冒。

另一方法:用 10% 的食醋水溶液,加入适量的香料、糖精,滴入鼻内(每次滴 2～3 滴),连滴 3 天。

三、大蒜对感冒的食疗验方

◎ 大蒜葱白汤

对症食疗:预防流行性感冒。

用量配方:大蒜 250 克,葱白 500 克。

制作方法:将葱白洗净,大蒜去皮,均切碎,加 2 000 毫升水煎汤。

食用方法:每日服 3 次,每次饮 1 茶杯。

注意事项:也可解毒杀菌,透表通阳。

◎ 口含生大蒜

对症食疗:治感冒初起,鼻流清涕,风寒咳嗽。

用量配方:生大蒜 1 瓣。

制作方法:将蒜瓣含于口中,生津则咽下,直到大蒜无味时吐掉。

食用方法:连续口含 3 瓣即可奏效。

四、葱对感冒的食疗验方

◎ 治风寒感冒头痛

葱白 6 克,细茶叶 6 克,核桃肉 6 克,一起捣烂后放入锅内,加水 1 杯,煎至 7 成时倒入杯内,热饮,盖被发汗。

◎ 治感冒引起的鼻塞

葱白 1 根,将生葱的葱白部分切断,把切口处放在鼻前用力呼吸;或取葱白中带有刺激性黏液的薄膜,贴在鼻孔下,呼吸通畅后取下。

五、姜对感冒的食疗验方

◎ 姜葱粥

对症食疗:治风寒感冒。

用量配方:糯米 60 克,生姜 5 片,连须葱 5 根。

制作方法:粥煮至将稠熟时,加入生姜和葱,再煮沸,加入白糖调味即可饮食。

食用方法：趁热服用，并盖被出汗。

◎ **核桃葱姜方**

对症食疗：治感冒发热，头痛无汗。

用量配方：核桃仁、葱白、生姜各25克，茶叶15克。

制作方法：将核桃仁、葱白、生姜一起捣烂，与茶叶一起放入沙锅
内，加水一碗半煎煮取汤。

食用方法：去渣后一次性服下，盖被卧床，注意避风。

六、酒对感冒的食疗验方

◎ **酒治感冒**

当感冒时，将1杯红葡萄酒放在火上加热，磕入1个鸡蛋拌匀，晾温
后便可饮服。

有些人感冒不愿吃药或不宜吃药（孕妇），可用纱布蘸高浓度白酒
擦拭关节处（如耳根下方、颈部两侧、腋窝、手臂内侧、手腕、大腿根处、膝
盖内侧、脚踝两侧、脚心等）30～40次，然后盖被睡一觉即可好转。

七、感冒病人适宜的食物

感冒发热病人宜吃以下食物：

梨子：梨能清热生津止渴，适宜各种原因发热者或热病后津伤烦渴
病人食用。《广东中医》杂志曾介绍1病例："谭某患温热病，服中药黄
柏、银花等，发热虽减，但热度稽留不退，后嘱以大雪梨500克捣绞汁，炖
热频频服之而愈。"

橘子：性凉，味甘。《日用本草》称其有"止渴、润燥、生津之功效"。
《饮膳正要》认为橘能"去胸中瘕热"。橘含有丰富的糖类和多种维生
素，特别是维生素C的含量较高，这对发热病人有所裨益。

李子：能清肝除热，生津止渴。《别录》称它能"除痼热"。《泉州本
草》说它能"清湿热，解邪毒"，凡发热津伤口渴者宜食。《本草求真》云：
"中有痼热不调，骨节间有痨热不治，得此酸苦性入，则热得酸则敛，得苦
则降，而能使热悉去也。"由此可见，李子对阴虚发热之人尤宜。《泉州
本草》中就载有一法："治骨蒸劳热：鲜李子捣绞汁冷服。"

柑：性凉，味甘酸，有生津止渴作用。崔禹锡《食经》载："柑，食之
下气，主胸热烦满。"《开宝本草》亦云："利肠胃中热毒。"凡发热口干者

宜食。

香蕉：性寒，味甘，能清热解毒。《本草纲目》云它能"除小儿客热"。《日用本草》也称它能"解肌热烦渴"。香蕉含较多的维生素A、维生素B、维生素C及维生素E等，药理实验发现，成熟香蕉肉有抑制真菌和细菌的作用。所以，无论是感染性或非感染性发热者，均宜食用香蕉。

椰子浆：适宜发热之人口渴时饮用。《中国药植物图鉴》载："滋阴，清暑，解渴。"《药海本草》亦云："椰子浆祛风热。"所以，对夏季风热感冒发热者尤为适宜。

甘蔗：性寒，味甘，能清热生津。《本草纲目》记载："蔗，甘浆甘寒，能泻火热。"《本草经疏》亦称："甘寒除热润燥，除心胸烦热。"凡发热津伤口干烦渴者皆宜。

西瓜：性寒，味甘，能清热解暑、生津止渴，适宜急性热病发高热、口渴、汗多时食用。古有"天生白虎汤"之称，"白虎汤"即为中医著名的清热良方。《日用本草》载："西瓜清暑热，解烦渴。"《滇南本草》还说它能"治一切热证"。《续名医类案》中曾记录一病例，病者王亢，暴病身热头痛，不恶寒，只畏热，用清凉发散剂，八日无效，嘱服西瓜，数日而愈。

荸荠：性寒，味甘，能清热、化痰。《别录》记载："主消渴，痹热，热中。"唐代食医孟诜称它能"除胸中实热气"。凡发热口干者宜食。

番茄：性微寒，维生素C的含量较高。一般蔬菜中的维生素C加热烹调时易被破坏损失，而番茄中的维生素C经烹调煮熟不易破坏。所以，发热烦渴者，无论生食或烧汤均宜，或用鲜番茄汁、西瓜汁各半杯，混合服用，尤为适宜。

菊花脑：性凉，有清热、凉血、解毒作用，适宜感染发热者煎汤喝。中国药科大学叶橘泉教授认为，其清热解毒功效与野菊花相似。

蕺菜：性寒，味辛，能清热解毒。据现代药理实验报道，它是一种广谱抗菌和抗病毒食品，鲜菜洗净，炒作菜吃，适宜各种感染发热病人服食。

地瓜：性凉，味甘，能清热、生津、解渴。《陆川本草》载："地瓜生津止渴，治热病口渴。"无论生吃或煎水服，均适宜高热津伤，感冒发热，或伤暑烦热口干者食用。

菜瓜：又名越菜、生菜。性寒，味甘，能解热毒、利小便、除烦渴、祛暑热。《本草拾遗》中说它能"去烦热，宣泄热气"。无论感冒发热，或中暑发热，均宜用新鲜菜瓜捣绞汁，多量饮服；也可洗净后凉拌或生吃。

黄瓜：性凉，味甘，能清热，解毒。《日用本草》云它能"除胸中热，解烦渴"。《陆川本草》认为，"黄瓜治热病身热，口渴"。所以，凡发热口干者，或凉拌吃，或洗净后生吃，皆宜。

芦根：性寒，味甘，能清热生津。《药性论》中称它"能解大热"。《本草经疏》也载："客热者，邪热也，甘寒除邪热，则客热自解。伤寒时疾，热甚则烦闷，悉主之。"对高热或过高热者，芦根尤为适宜，可用鲜芦根100～200克，煎水服，或捣汁饮用。

萝卜：性凉，味辛甘。《本草经疏》认为，萝卜"生者味辛，性冷；熟者味甘，温平"，所以，生萝卜有化痰热、止烦渴的作用。鲜萝卜除含大量水分外，还含有大量的糖类和多种维生素，无论是感冒高热，或是感染性发热，或是猩红热，多吃萝卜，颇有裨益。

冬瓜：性凉，味甘淡，能清热毒、消暑热、除烦渴。唐·孟诜说，冬瓜能"去头面热，热者食之佳"。《日华子本草》称：它能"治胸膈热，消热毒痈肿。"《本草再新》也云："冬瓜清心火，泻脾火，解暑化热。"所以，冬瓜适宜发热或暑天高热不退者，煎汤频饮，或捣汁饮服。

绿豆：能清热、解毒、消暑，凡感染性发热病人及暑天风热感冒或夏季热者，均宜频饮绿豆汤。《本草汇言》对绿豆的评价是："消暑热，静烦热，润燥热，解毒热"。尤其是对感染性高热，及过高热病人，尤为适宜。

荷叶：能解暑热。《滇南本草》说它能"上清头目之风热"。《本草再新》亦认为，荷叶能"清凉解暑，止渴生津，解火热"。尤其是夏季风热感冒或炎夏中暑发热或小儿夏季热者，用荷叶煎水频饮，颇为适宜。

金银花：性寒，味甘，能清热泻火。《生草药性备要》说它能"去皮肤血热"。《重庆堂随笔》认为，金银花能"清络中风火湿热"。现代研究证实，金银花有广谱抗菌作用。凡属感染性发热，包括肺炎、腮腺炎、流行性脑膜炎（流脑）、乙型脑炎（乙脑）、阑尾炎、外伤感染、疮疖肿毒、败血症等高热不退的病人，均宜用金银花煎水频饮。

鲜生地：性寒，味甘苦，能清热、凉血、生津。《药性论》中云："解诸热，病人虚而多热，加而用之。"《汤液本草》亦载："诸经之血热，亦能治之。"凡发热病人，尤其是热在血分时，或发热病后，最宜用鲜生地捣汁饮用或煎汤服用，也可用鲜生地煮稀粥食用。

此外,发热病人在发热期间或热病后期,还宜食用粳米粥汤、苹果、柿子、枇杷、草莓、旱芹、水芹、茄子、蕹菜、苋菜、茭白、球茎甘蓝(苤蓝)、菠菜、莴苣、枸杞头、豆浆、瓠子、竹笋、马兰头、丝瓜、绿豆芽、藕粉、青菜、白菜、白扁豆、赤小豆等。

第二节 食物对支气管哮喘的食疗验方

一、茶对支气管哮喘的食疗验方

◎ 除痰止嗽膏

对症食疗:治支气管炎、咳嗽、哮喘。

用量配方:猪板油130克,白糖、雨前茶各70克。

制作方法:将茶叶放入锅内,加4碗水,煎至两碗半,放入去膜切细的板油与白糖一起熬化,备用。

食疗方法:以白滚汤冲服10匙,每日饮服2次。

◎ 茶鸡蛋

对症食疗:治支气管炎、咳嗽、哮喘。

用量配方:鸡蛋3个,绿茶20克。

制作方法:先将鸡蛋洗净,与茶叶一起放入沙锅内,加2碗水煨煮,蛋熟后剥去壳再煮,直煮至水干。

食疗方法:吃蛋。

二、醋对支气管哮喘的食疗验方

◎ 醋蒜糖止喘方

对症食疗:治支气管炎及哮喘。

用量配方:醋、大蒜、红砂糖各适量。

制作方法:将大蒜浸于醋中,再加入红砂糖拌匀,1周后便可服用。

食用方法:每天早晨空腹吃醋糖大蒜1～2瓣,并喝一些醋糖汁。连服10～20天。

◎ 醋炖母鸡方

对症食疗:治支气管炎咳嗽久虚。

用量配方:米醋1 800毫升,黑母鸡1只。

制作方法:把母鸡宰杀洗净,切成小块,加入米醋,用文火煨炖2个小时,鸡肉熟烂即可食用。

食用方法:分 6 次加热分吃,病重者吃 2 ～ 4 只鸡,病轻者吃 1 ～ 2
只鸡即可。

三、蒜对支气管哮喘的食疗验方

◎ 蒜糖薄荷香膏

对症食疗:治支气管哮喘。症见呼吸急促、咳嗽、痰液清稀色白,或
因支气管炎引起的畏寒怕冷等。

用量配方:冰糖 60 克,紫皮大蒜 60 克,香油 5 毫升。

制作方法:将蒜头洗净,捣碎如蒜泥状,加入冰糖、水,用文火熬
成膏。

使用方法:每天早晚各服 1 匙,用白开水冲服。

◎ 大蒜麝香外敷方

对症食疗:治支气管哮喘。

用量配方:紫皮大蒜 12 ～ 20 头,数量视年龄、体重而定,麝香
1.5 ～ 2 克。

制作方法:将蒜捣烂如泥,麝香研成细末。

使用方法:让病人俯卧,用水清洁局部皮肤,先将麝香末均匀地撒
敷在第 7 胸椎棘突到第 12 胸椎棘突、宽 2.6 ～ 3.3 厘米
的脊部中线长方形区域内,再将蒜泥覆于麝香上。1 小
时后将麝香及蒜泥取下,清洗局部,涂以消毒硼酸软膏。

◎ 大蒜煎醋

对症食疗:治肺脓肿。

用量配方:紫皮大蒜 60 克,醋 120 毫升。

制作方法:将大蒜去皮捣烂,加醋用文火煎约 6 分钟。

使用方法:饭后服用,每日饮服 2 次。

注意事项:此验方具有消炎、灭菌、排脓的功效。

四、葱对支气管哮喘的食疗验方

◎ 治支气管炎

(1)葱白连须 5 根,梨 1 个,白糖 9 克,一起放入锅内煎煮,然后吃
梨喝汤。

(2)葱白 10 克,生姜 3 克,鲜鱼腥草 10 克。把上述 3 味一起捣烂,

加适量白酒拌匀,外敷于膻中穴(在前正中线上,两乳头之间),隔日敷药一次。

◎ 治支气管哮喘

　　葱白、生姜各 15 克(小儿酌减),水煎取汁,趁热喝下,被子捂盖,以微微出汗为佳。

五、姜对支气管哮喘的食疗验方

◎ 南瓜麦芽姜汁

　　对症食疗:治多年哮喘,入冬哮喘加重者。

　　用量配方:南瓜 5 个,麦芽 1 500 克,鲜姜汁 60 毫升。

　　制作方法:将南瓜去子,切块,放入锅内加水煮至极烂为粥,用纱布绞取汁,再将汁浓缩,放入姜汁、麦芽,用文火熬成膏。

　　使用方法:每晚服 150 克,严重者早晚服用。

　　注意事项:本方具有消炎、平喘、解毒作用。

◎ 芝麻糖姜汁

　　对症食疗:治老年支气管哮喘。

　　用量配方:生姜 130 克,黑芝麻 250 克,冰糖 125 克,蜂蜜 125 毫升。

　　制作方法:将黑芝麻炒熟;姜捣烂取汁,倒入锅内,加入蜂蜜、冰糖溶化混合,加入黑芝麻拌匀,装入瓶中储藏。

　　使用方法:每日早晚各服 1 汤匙。

六、酒对支气管哮喘的食疗验方

　　(1)根据个人习惯和饮酒量,用白酒或黄酒适量,先把酒放在文火上加热,磕入鸡蛋搅拌,不要加盐,趁热吃下。每次吃 1～2 个鸡蛋,特别是晚上睡前咳喘气短不能平卧者,服后数分钟咳喘即平息。

　　(2)鹌鹑 1 只,黄酒 30 毫升,红糖 30 克。将鹌鹑(不去毛)焙烧存性,研末(此为鹌鹑粉)装瓶备用。鹌鹑粉 15 克,加红糖,用温开水溶化,兑入黄酒,1 次服完,每日服用 2 次。

七、食盐对支气管哮喘的食疗验方

　　(1)用食盐腌渍过的黄皮果,加适量水炖服。黄皮果又叫黄淡果,分布于广东、福建、广西等地,性味温甘。

　　(2)新鲜猪肺 1 副(包括猪心),洗净待稍干后,放入锅内,加少量水,用食盐覆盖,文火煨煮 1 小时,抖去食盐,取猪心服食。一般服用

1～2 次便可显效。本疗法无不良反应，孕妇可服。

八、萝卜对急、慢性支气管炎的食疗验方

对症食疗：急、慢性支气管炎。

用量配方：萝卜 250 克，白糖 2～3 匙。

制作方法：将萝卜洗净，切成薄片放入锅中，加白糖搁置一夜，去渣频饮。有化痰止咳、润肺利咽之功效。

九、支气管哮喘病人适宜的食物

支气管哮喘病人宜分别选择以下食物：

豆腐：《医林纂要》云："豆腐清肺热，止咳，消痰。"故适宜肺热型哮喘病人食用。凡属痰火热哮，包括急性支气管哮喘发作，可用豆腐 500 克，饴糖 60 克，生萝卜汁 50～100 毫升，混合后煮沸，每日 2 次分服；也可用鲜豆腐 200 克，中药麻黄、杏仁各 9 克，一起入锅加水煮 1 小时，去药渣，吃豆腐喝汤。

花生：《本草纲目拾遗》中记载："童鹿庵言，花生本有涤痰之功，予家凡咳嗽，只用生花生去壳膜，取净肉冲汤服，痰嗽自安。世俗以火炒食，反能生痰。"民间有用生花生米、冰糖、冬桑叶各 15 克，加水同煮至花生熟后，拣去桑叶，食花生喝汤，此法适宜热哮病人服用。

黑芝麻：适宜老年哮喘病人服食。民间有用芝麻 250 克炒熟，鲜生姜 125 克洗净后榨取姜汁，冰糖、蜂蜜各 125 克，溶后混合均匀。将芝麻与姜汁浸拌，再炒一下，冷却后与蜜糖混合拌匀，放瓶中储藏。每日早晚各服 1 汤匙。

蝗虫：中国北方常在捕捉后，先用沸水将它烫死，再用酱油煎炒做菜，味如虾仁，适宜哮喘病人食用。也可用蝗虫 25～30 只，麻黄 5 克，甘草 5 克，一起入锅水煎，滤取煎汁，每日分 2 次温服。

梨子：热哮之人宜食。梨能清热、化痰，可用梨子 1 个，剜去梨核，纳入中药麻黄绒 3～5 克，浙贝粉 2～3 克，隔水炖熟食用。

海马：适宜寒性哮喘病人食用。《药材学》中称：其能"温通任脉，用于喘息及久喘。"民间有用海马 10 克，当归 6 克，水煎取煎汁，每日服 2 次，兑入黄酒 10 毫升饮用。

胡桃仁：适宜寒性哮喘病人食用。胡桃仁性温，能温肺止喘，配合生姜尤宜。每晚临睡前用 1～3 个生胡桃仁，连胡桃仁的紫衣，与 1～3

片生姜一起细嚼,嚼烂后咽下,若同时加 1 片生晒参同时咀嚼,效果更佳。

萝卜:能化痰热,止痰喘,适宜热性哮喘病人服食。可用经霜白萝卜适量,水煎代茶饮。萝卜的种子,药名"莱菔子",化痰定喘作用更强。《随息居饮食谱》称萝卜子能"治痰嗽,朗喘"。唐代《食医心镜》有"治积年上气咳嗽,多痰喘促,莱菔子煎汤,食上服之"的记载。《医学集成》载有一"清金丸",适宜"治鼻喘痰促,遇厚味即发者:萝卜子淘净,蒸熟,晒研,姜汁浸蒸饼丸绿豆大,每服 39 丸,以口津咽下,日 3 服"。

芥菜:性温,味辛,能宣肺豁痰,适宜痰气内盛、痰多哮喘病人食用。《本草纲目》中记载:"芥性辛热而散,故能通肺开胃,利气豁痰。"

桂花:性温,味辛,能化痰止喘,故适宜寒性哮喘病人煎水代茶饮,对痰饮哮喘病人有益。《陆川本草》中亦云它能"治痰饮喘咳"。

灵芝:无论寒哮和热哮病人,均宜食用,有补虚损、止哮喘的功效。武汉大学生物系曾用灵芝治疗小儿支气管哮喘 27 例和大人支气管哮喘 14 例,均取得很好的效果。民间还有治过敏性哮喘一方:灵芝 6 克,苏叶 6克,半夏 5 克,厚朴 3 克,茯苓 10 克,水煎加冰糖,每日分 2～3 次服用。

柿霜:性凉,味甘,能清热化痰,热性哮喘病人宜食之。《本草汇言》曾用之于内热多痰多喘及老人痰火为患,并说:"柿霜,清上焦虚火之药也。如病久畏药味者,用此可作药中果珍,每日早晚白汤调服数钱。"

橘饼:性温,味甘,有下气化痰作用,适宜寒性哮喘病人食用。《随息居饮食谱》称它能"和中开膈,温肺散寒,治嗽化痰"。每日可用橘饼 2个,生姜 3 片,水煎服。

紫河车:俗称胎盘。性温,味甘咸,寒性支气管哮喘病人宜食。《吉林卫生》和《西安医学院学报》均曾报道证实,紫河车对支气管哮喘颇有效验,经常食用,可以减少发作,甚至可痊愈。可将紫河车晒干或烘干研粉,装入空心胶囊,每日早晚空腹服 3～5 粒。

大蒜:性温,味辛,寒性哮喘病人宜服食。民间有用紫皮蒜 60 克,红糖 90 克,将大蒜捣烂如泥,放入红糖调匀,在沙锅内加水适量熬成膏,每日早晚各服 1 汤匙。

冬瓜:有消痰、清热作用。《滇南本草》说它能"治痰吼,气喘"。并能"润肺消痰热,止咳嗽"。所以,热性支气管哮喘病人宜食。民间有用小冬瓜(约拳头大)1 个,冰糖 150 克,瓜剖开(不去瓤),填入冰糖合好,上笼蒸熟服用,连吃7天为1个疗程。

丝瓜:性凉,味甘,能清热化痰。《学圃杂疏》中云:"丝瓜,性寒无毒,能消痰火。"所以,热性支气管哮喘病人宜食之。每年夏季常用鲜嫩丝瓜500克,切碎后水煎,只喝汤。

南瓜:性温,味甘,寒性支气管哮喘病人宜服食。民间常用南瓜1个,切碎加等量饴糖,略加水放入陶器锅中,煮至极烂,去渣取汁,浓缩后再加入生姜汁,每500毫升瓜汁中加姜汁60毫升,每日服2~3次,每次服15毫升,用沸水调服。

此外,寒性哮喘病人还宜吃生姜、葱白、花椒、胡椒、羊肉、狗肉、麻雀肉、冬虫夏草、人参、黄芪等;热性支气管哮喘病人还宜吃荸荠、百合、白果、无花果、西瓜、黄瓜、地瓜、苦瓜、瓠子、海蜇等食物。

第三节　食物对冠心病的食疗验方

一、茶对冠心病的食疗验方

◎ 双枯茶

对症食疗:治冠心病、动脉粥样硬化症。

用量配方:夏枯草30克,金银花10克。

制作方法:用开水冲泡,待晾凉后饮之,若不欲凉饮,也可温饮。

食用方法:经常代茶频饮。

◎ 参果茶

对症食疗:治冠心病与高血压。

用量配方:丹参、红果片各10克,麦冬5克。

制作方法:用沸水浸泡,焖30分钟,待晾温即可饮服。

食用方法:代茶频饮。

◎ 应痛丸

对症食疗:治冠心病、心绞痛。

用量配方:炼乳香30克,好茶末120克。

制作方法:将上2味共研末,用醋与兔血和为丸,如鸡头大,每次服1丸。

食用方法:每日1次,用温醋送下。

二、醋对冠心病的食疗验方

◎ 木耳醋方

对症食疗：治冠心病气阴两虚者。

用量配方：黑木耳 6 克，食醋、冰糖各适量。

制作方法：将木耳放入醋中浸泡 10 小时，然后上笼蒸 1 小时，加入冰糖调味。

食用方法：每晚睡前服用，疗程不限。

◎ 心气痛方

对症食疗：治心气疼痛。

用量配方：腊月兔血、茶末各 200 克，乳香末 50 克，醋适量。

制作方法：将以上前 3 味一起捣烂制丸，如芡实大。

食用方法：每日温醋化服 1 丸。

三、蒜对冠心病的食疗验方

◎ 大蒜油方

对症食疗：治冠心病、心绞痛。

用量配方：大蒜油（市售药品）适量。

食用方法：每日服 3 次，每次服 10 毫升大蒜油，一般 5 天即可缓解心绞痛症状。

◎ 蒜玉米粥

对症食疗：治冠心病。

用量配方：玉米 50 克，大蒜 6 瓣，糖、醋各适量。

制作方法：将蒜瓣去外衣放入糖醋中浸渍 1 天；玉米磨碎煮成粥，放入蒜瓣，再煮片刻，加入少许调料。

食用方法：趁温热服用，连服 15 天，现煮现食，不宜久留。

四、姜对冠心病的食疗验方

◎ 瓜荷姜三汁饮

对症食疗：治冠心病。

用量配方：荷叶汁 15 毫升，黄瓜汁 30 毫升，生姜汁 3 毫升。

使用方法：将上述 3 味汁合并一起服下，每日服 2～3 次。

◎ 荷叶薏苡仁姜枣汤

对症食疗：治冠心病。

用量配方：荷叶 50 克，薏苡仁 30 克，生姜 10 克，大枣 5 个。

使用方法：将上述 4 味一起放入锅内，加水煎服，每日 1 剂，分早晚 2 次服用。

◎ 姜酒方

对症食疗：治冠心病、心绞痛。

用量配方：干姜适量，酒适量。

制作方法：将干姜研成末。

使用方法：用温酒送服，每日服 2 次。7 天为 1 个疗程。

注意事项：干姜通心气，助阳，去脏腑之寒，发诸经之寒气，而酒温阳祛寒，两者合用，无疑有温通心阳、止心痛之功效。

五、冠心病病人适宜的食物

以下食物能预防血管栓塞，故对冠心病病人及动脉粥样硬化者尤宜。

酸奶：据临床观察，每天喝 1 杯酸牛奶，连续食用 1 周，可使血液中胆固醇含量减少 5%～10%，可见酸奶有降低血清胆固醇的作用，这对防治动脉粥样硬化和冠心病的形成极为有益。

海参：营养分析表明，海参属于一种高蛋白、低脂肪、不含胆固醇的食品，其所含的特殊微量元素——钒，能降血脂。所以，冠心病及动脉粥样硬化病人宜常吃些海参。

干贝：在每 100 克干贝中，含蛋白质 67.3 克，而脂肪含量仅 3 克，还含有多量维生素，是一种高蛋白质、高维生素、低脂肪的营养滋补食品，对冠心病和动脉粥样硬化症有防治效果。

鲍鱼：又称鳆鱼，是一种单壳贝类，其肉称为石决明肉。鲍鱼的外壳，就是中药"石决明"，具有平肝潜阳、清热明目的作用。鲍鱼含丰富的蛋白质、矿物质和维生素，而脂肪含量却很低，故对动脉粥样硬化病人有益。

泥鳅：由于泥鳅富含维生素 A、维生素 B、维生素 C 等，而含脂肪成分较低，所含胆固醇更少，故适宜心血管疾病，诸如冠心病、动脉粥样硬化症、高脂血症病人食用。

山楂：可单用山楂 20～30 克，或用山楂配槐花各 15 克，每日煎水代茶喝，连服 1 个月为 1 个疗程，常服有效。中医认为，山楂有化滞消积、活血行瘀,尤其对消油腻化内积有独特疗效,故尤适宜高血压病、高脂血症、冠心病、心绞痛以及动脉粥样硬化病人食用。

大蒜:早在1962年就有报道,证明大蒜在临床上治疗动脉粥样硬化有效。1969年,英国的一些医生称,大蒜有溶解体内瘀血的能力,可应用于心脏冠状动脉栓塞。现代药理试验也证实,大蒜精油、大蒜汁均有防止高脂饮食诱发血胆固醇升高的作用。

旱芹:是一种有降血压和降胆固醇作用的蔬菜,常吃旱芹及芹菜根,对防治冠心病及动脉粥样硬化症有疗效。

萝卜:由于萝卜含有多量维生素 B_1、维生素 B_2、维生素 C、维生素 D,故常吃萝卜,可预防动脉粥样硬化症。根据中医学理论,萝卜有消积滞、化痰涎、宽胸膈、散瘀血的作用,这对预防冠状动脉粥样硬化性心脏病有益。

洋葱:是一种能够净化血液的碱性蔬菜,它不仅能降低血清胆固醇,而且还具有防止动脉粥样硬化和使血栓溶解的功效。

竹笋:竹笋含有丰富的蛋白质,能供给身体适当的营养,同时又含多量的植物纤维,能增强机体抵抗力,防治动脉粥样硬化症。

青芦笋:是一种高档蔬菜,不仅具有极高的营养价值,还含有特殊的成分——芦丁,又含有丰富的植物纤维,对高脂血症、高血压动脉粥样硬化症,均具有特殊的疗效。

海带:经常食用海带,可以有效地预防动脉粥样硬化、高血压、冠心病、高脂血症等心血管疾病,因为它能软坚、化痰、减少脂肪在体内的积存。

紫菜:是一种多蛋白、多维生素、少脂肪的食用海藻,经常食用,对动脉粥样硬化症者有益。

香菇:凡是食用菌,均适宜冠心病和动脉粥样硬化病人食用。因为食用菌大多属高蛋白、多维生素、低脂肪、低胆固醇类食品,具有降血压、降血脂、降胆固醇、预防动脉粥样硬化等作用。

冠心病病人除可经常食用上述食品外,还应多吃常吃的食物有:豌豆苗、南瓜、绿豆、茄子、豆浆、豆腐、羊栖菜、海藻、草菇、平菇、金针菇、黑木耳、银耳、灵芝、蘑菇、花生、向日葵籽、大白菜、菠菜、水芹、苋菜、荠菜、番茄、薤白、藕、橙子、橘子、柚、柿子、红枣、胡桃、芒果、菠萝、甜瓜、茶叶、马兰头、蜂蜜、槐花、何首乌、决明子等。另外,凡是适宜高脂血症和高胆固醇血症服用的食物,也基本上适宜冠心病病人和动脉粥样硬化症病人食用。以上这些食品,绝大多数属于富含维生素,或含多量植物纤维、低胆固醇、低脂肪性的瓜果蔬菜。按照中医学传统理论分析,这些食品分别具有化痰、清热、软坚、散结、活血、化瘀、通腑、平肝以及降血脂、降胆固醇、降血压的功效。所以,凡属冠心病以及动脉粥样硬化等心血管疾病病人,均可常食之。

第四节　食物对心悸的食疗验方

一、茶对心悸的食疗验方

◎ 茉莉花茶

　　对症食疗:治心悸健忘、失眠多梦、神经官能症等。

　　用量配方:石菖蒲 6 克,茉莉花 6 克,清茶 10 克。

　　制作方法:将以上 3 味药一起研为粗末。

　　食用方法:每日 1 剂,用沸开水冲泡,随意饮用。

◎ 药王茶

　　对症食疗:治暑天心悸头晕。

　　用量配方:药王茶叶 12 克。

　　食用方法:代茶泡饮。

　　注意事项:本品为蔷薇科植物金老梅的叶。

二、醋对心悸的食疗验方

◎ 白石英醋

　　对症食疗:治心神不安、惊悸谵妄、阳痿、小便不利、黄疸、石水、风寒湿痹等症。

　　用量配方:白酒 1 000 毫升,白石英 250 克,磁石 250 克,醋 500 毫升。

　　制作方法:将白石英、以醋煅磁石放入纱布袋,放入净器中,用白酒浸之,密封,每 2 日搅拌 1 次,浸泡 15 天后即可启用。

　　食用方法:酒烫热后饮服。

三、蒜对心悸的食疗验方

◎ 猪心蒜汤

　　对症食疗:治心悸、惊恐、心跳不安等症。

用量配方：大蒜头 3 头，猪心 1 个，朱砂 1.5 克。

制作方法：将猪心洗干净，把朱砂塞入猪心内，用文火炖煮 30 分钟至熟透。

使用方法：趁温热时食肉喝汤。服 5 剂为 1 个疗程。

四、葱对心悸的食疗验方

◎ 治冠心病

葱白 2 根，小根蒜 15 克（鲜品 30～60 克），煎汤服或与粳米 50 克煮粥服用。

五、姜对心悸的食疗验方

◎ 姜鸭萝卜当归膏

对症食疗：治心悸。

用量配方：炼乳 250 克，鸭梨 1 000 克（去核），生姜 200 克，白萝卜 1 000 克，当归 200 克，蜂蜜 250 克。

制作方法：将当归加水 700 毫升，用文火煎煮 50 分钟，去渣取汁；把梨、萝卜、姜切碎，以净纱布包，绞取汁液，放入锅中与当归液混合；再用文火煎熬浓缩至膏状，加入炼乳、蜂蜜搅匀，继续加热至沸，待冷后装入瓶中备用。

使用方法：每日 1～2 次，每次服 2～3 汤匙，用沸开水冲化饮服。

◎ 猪脑姜丝羹

对症食疗：治心悸，症见身体虚弱、头晕目眩、耳鸣、神经衰弱、健忘。

用量配方：猪脑髓 200 克，鸡蛋 110 克，姜丝 5 克。

制作方法：将鸡蛋去壳，和少许姜打成蛋浆，然后加入猪脑，放些猪油，隔水蒸成蛋羹即可。

使用方法：趁热服食，隔日服 1 次。

注意事项：①猪脑髓必须新鲜，隔日宰杀者勿用；②病猪、瘟猪的脑髓禁入药。

六、海参对冠心病的食疗验方

水发海参 125 克，大枣 10 枚，桂圆肉 10 克。一起放入锅中加水煮汤，调味服食。每日 1 剂，连用 7～10 日。

七、心悸病人适宜的食物

凡心悸之人,除积极对症治疗外,宜常食以下物品。

桂圆:可用桂圆肉泡茶常饮,或煮桂圆粥食用,它有益心脾、补气血、安心神的作用,尤其适宜心血不足型心悸之人。

红枣:可用红枣煎水服,或用红枣煮粥食,或早晚空腹嚼食。红枣中含有多量造血不可缺少的营养素——铁和磷,是一种天然的补血剂。对各种贫血、体弱、产后虚弱、手术之后气血不足所致的心悸者最为适宜。

酸枣仁:宜用酸枣仁6～10克,芡实12克,桂圆肉6克,煮汤后睡前服食。酸枣仁可以宁心安神,配合桂圆肉和芡实,对心血不足型心悸颇有裨益。若无芡实或龙眼肉,也可单用酸枣仁15克,捣碎后与粳米煮粥食。

荸荠:每日可用荸荠60～120克,配海蜇50～100克,煮汤分2次饮服。此法是清代名医王士雄的"雪羹汤",有清热化痰之功,适宜痰火上扰型心悸病人服食。

柏子仁:可用柏子仁10～15克,稍捣烂,与粳米煮粥,待粥将成时,加入少许蜂蜜,稍煮一两沸即可食用,宜作早晚餐服食。此法适宜心血不足型心悸,因柏子仁本身有养心安神之效。

百合:选用鲜百合50～60克,或干百合30克,水煎后加入适量冰糖食用。此法适宜心气不足型或阴虚火旺型心悸,包括体质虚弱,妇女更年期,以及神经官能症所致的心悸病人服食。

莲子:将干莲子磨成粉,每晚取莲子粉50克,桂圆肉30克,与粳米50～100克煮成稀粥,然后加入冰糖适量,临睡前服食1小碗。或用干莲肉50克,桂圆肉30克,冰糖少许,一起煎汤服用。此法适宜心血不足型心悸者食用。

莲子芯:每日用干莲子芯1.5克,用沸水冲泡代茶饮。适宜阴虚火旺型和痰火上扰型心悸病人服食。

麦门冬:选用干麦冬20克,水煎代茶饮;或配合沙参30克,一起入锅煎汤饮服。此法适宜阴虚火旺之心悸病人常饮。

西洋参:单以西洋参片3～5克,泡茶常饮。适宜心气不足或阴虚火旺的心悸病人食用。

猪心:用猪心一个,洗净切片与姜、葱、细盐适量煮食。因猪心补心,可治心悸怔忡,适宜心血不足、心气虚弱而心悸病人服食;也可用不落水猪心1个,剖开,连猪心血,加入朱砂6克,重汤炖3～4小时,分3～4次服食,连吃2～3个猪心。此法适宜痰火入心、惊悸发狂病人食用。

薤白: 即小蒜、野蒜。每次用干薤白10克,配合瓜蒌仁10克,煎汤喝,每日饮2～3次。此法适宜气滞血瘀型心悸,包括冠心病心绞痛之心悸、心痛病人食用。

山楂: 可用野生山楂10～15克,每日煎水代茶饮。此法适宜气滞血瘀型心悸,包括高血压病、高脂血症、冠心病、动脉粥样硬化性心脏病、心绞痛以及阵发性心动过速病人心悸时服食。

人参: 可用人参3克,切片,每天泡茶频饮。适宜心气虚弱,产后病后体虚病人心功能不全而心悸时食用。

黄精: 单用黄精10～15克,或与枸杞子10～15克煎水代茶频饮。适宜心血不足,病后产后体虚心悸者服食。

小麦: 宜用小麦60～100克,与大枣10枚,炙甘草6～10克,一起煎水代茶频饮。此法尤其适宜妇女体虚心悸,或心脏神经官能症心悸不安者服用,可以起到养心安神止心悸的效果。

肉桂: 可选用桂枝10克,炙甘草6克,煎水代茶频饮。此法适宜心气虚弱型心悸病人服用。

心悸病人除宜选择食用上述食品外,凡心血不足型心悸者,还宜多吃些桑椹、松子仁、枸杞子、葡萄、阿胶等食品;心气虚弱型心悸病人还宜食用银耳、党参、黄芪、太子参、灵芝、紫河车、蜂蜜等;高血压、动脉粥样硬化、冠心病而心悸的病人,还可食用菊花脑、茼蒿、槐花、白菊花等;心功能不全而心悸的病人,可常喝绿茶;心火偏旺而心悸病人,宜常饮竹叶茶、白茅根茶等。

第五节　食物对高血压病的食疗验方

一、茶对高血压病的食疗验方

◎ 松萝茶

对症食疗:治高血压病、大便秘结,顽疮不收口。

用量配方:松萝茶10克。

制作方法：用沸水冲泡。

食用方法：代茶频服。

注意事项：松萝茶有清火、下气、降痰作用,对高血压病人有较好疗效。

◎ 复方菊槐茶

对症食疗：治高血压眩晕。

用量配方：龙胆草 10 克,槐花 6 克,菊花 6 克,绿茶 8 克。

制作方法：将上述 4 味一起放入杯内,用沸水冲沏,加盖焖一会儿,待浓后饮服。

食用方法：每日代茶频饮。

二、醋对高血压病的食疗验方

◎ 醋花生降压方

对症食疗：治高血压早期及动脉粥样硬化。

用量配方：醋 200 毫升,花生米 100 粒。

制作方法：将花生米浸在醋中,5 日后食用。

食用方法：每日早晨空腹吃 10 粒。

◎ 醋黄豆降压方

对症食疗：治高血压病。

用量配方：黄豆 500 克,醋 1 000 毫升。

制作方法：将黄豆炒熟,冷却后装入瓶内,倒入醋,浸泡 10 日后即可食用。

食用方法：不限量,黄豆可随时食之。

◎ 食醋方

对症食疗：治高血压病。

用量配方：醋 10 毫升。

制作方法：将醋倒入 1 杯冷开水中,睡前顿服。

食用方法：每日服 1 次。

三、蒜对高血压病的食疗验方

◎ 蒜醋花生米

对症食疗：治高血压病。

用量配方：大蒜 250 克,花生米 500 克,醋 500 毫升。

制作方法：将蒜、花生米、醋一起放入器皿中，浸泡 5 日后即可食用。

使用方法：每日早上食 20 克花生米，10 克大蒜。

◎ 大蒜粥

对症食疗：治高血压病。

用量配方：紫皮大蒜 5 头，粳米 150 克，清水 600 毫升。

制作方法：将大蒜与粳米一起入锅，加水熬煮成稠粥。

使用方法：连蒜一起服食。

◎ 绿豆蒜汤

对症食疗：治高血压病。

用量配方：大蒜 60 瓣（60 岁以下者以 1 岁 1 瓣累计计算），绿豆 120 克，冰糖 10 克。

制作方法：将大蒜剥去皮，绿豆洗净，放入有盖的大口杯中，加水 600 毫升，再加入冰糖，加盖盖好，隔水用文火炖 45 分钟，取汤作饮料饮服。

使用方法：每天数次喝完，疗程不限。

四、姜对高血压病的食疗验方

◎ 冬瓜煨草鱼姜汤

对症食疗：治高血压，症见肝阳上亢之头痛眼花。

用量配方：草鱼 250 克，冬瓜 500 克，生姜 30 克，葱 3 根，醋 20 毫升，食盐、菜油、味精、黄酒各适量。

制作方法：将草鱼去鳞、鳃和内脏洗净，冬瓜去皮切成小块；锅内加入菜油烧热，放入草鱼煎至金黄色，加入冬瓜、生姜、葱、黄酒、醋、食盐、水，烧沸后用文火炖至鱼肉熟烂即成。

使用方法：吃鱼喝汤。

◎ 消脂健身饮

对症食疗：治高血压病，肥胖症。

用量配方：当归 10 克，焦山楂 15 克，生黄芪 15 克，荷叶 8 克，生大黄 5 克，生甘草 3 克，泽泻 10 克，生姜 2 片。

制作方法：将以上各药一起放入锅内，加水煎汤。

使用方法：代茶随饮，或每日饮 3 次。

注意事项：本方可益气消脂、通腑除积、轻身健步。

五、芹菜对高血压的食疗验方

芹菜500克，苦瓜90克，水煎取汁，代茶频饮。

六、高血压病人适宜的食物

凡属高脂血症或高胆固醇血症病人，宜常食以下食物：

玉米：可用玉米磨粉与粳米煮粥食用，也可用玉米粉做成馒头糕饼等服食。目前，国外也盛行吃玉米粉粥作为食疗治疗高脂血症，因为玉米中含有较丰富的不饱和脂肪酸油脂，这是一种天然的胆固醇吸收的抑制剂。

燕麦：可用燕麦为原料加工成燕麦片、燕麦饼干糕点、膨化燕麦食品、速食燕麦片等。由于燕麦含有丰富的不饱和脂肪酸以及维生素 E，对高脂血症者尤适宜。

南瓜：可作为副食品食用，也可以之代粮，与粳米煮粥或切片蒸食，或切成小块与米煮饭吃。南瓜含有多量果胶，能延缓人体对脂质的吸收，并且还能与体内过剩的胆固醇黏结在一起，从而降低了血液中胆固醇的含量。

芝麻：可用黑芝麻30克，碾细，加粳米100克，一起煮成稠粥，分早晚两次空腹食用。也可仿照古代"抱朴子法"：用黑芝麻 2 500～5 000克，淘净蒸熟，晒干，用水淘去沫再蒸，反复九蒸九晒，以汤脱去皮，簸净，炒香为末。再用白蜜或枣泥调和为丸，如玻璃弹子大小。每日空腹嚼食3次，每次1丸。芝麻可称为天然降脂抗衰老食品，这是因为芝麻中含有多达60%的不饱和脂肪酸和丰富的维生素 E，长期食用，不仅可以降低血脂，还能延年益寿。

黄豆：无论制作成豆浆、豆腐等豆制品，或是直接将黄豆煮食，均为高脂血症的理想保健食物。这是因为黄豆属一种高植物蛋白食品，其蛋白质含量高达37%～40%，而且所含蛋白质中，包括人体不能合成的8种必需氨基酸，可谓是营养价值极高。另一方面，黄豆几乎不含胆固醇，只含有少量的豆固醇，可以起到抑制机体吸收动物食品所含胆固醇的作用。不仅如此，大豆油脂属于不饱和双烯脂肪酸，即亚油酸。另据澳大利亚科学家们研究指出，大豆还含有皂草苷，能降低血液中胆固醇的含量，进食大豆后，还可将胆固醇从粪便内排出。1976 年，四川医学院在成都地区进行的人群观察结果表明,若每人每日或隔日能吃豆类50～100克,每月进食豆类1 000克以上,便可有明显的降低血胆固醇值的作用,坚持进食豆类1～3个月后,即可见到效果。

豌豆苗:可用鲜嫩的豌豆苗适量,洗净后用素油炒食。或用鲜嫩豌豆苗一把,洗净后捣烂,布包榨汁,每次半杯(约50毫升),兑入温开水饮服,每日服2次。豌豆苗含有丰富的钙、磷和多量的蛋白质与维生素,尤适宜高脂血症和高血压病人食用。

兔肉:可用家兔或野兔肉如常法烹饪食用。由于兔肉属于一种高蛋白、低脂肪、低胆固醇食品,对高脂血症病人尤为适宜。

蚕蛹:可将蚕蛹洗净后,与韭菜炒食,或单独炒熟后食用。也可将蚕蛹焙干研粉,干燥保存,或装入空心胶囊,每日服2次,每次服2～3克,常服对降血脂有效。蚕蛹是高蛋白营养食品,所含脂肪主要是不饱和脂肪酸。据1973年全军心血管疾病防治会议上报道,用蚕蛹的提纯品制成丸剂内服,治疗高胆固醇血症31例,治疗前血清胆固醇均超过230毫克%(1毫克% = 0.025毫摩/升),多高达231～450毫克%,经4～12周服用后,血清胆固醇平均下降50.23毫克%,其中血清胆固醇下降至230毫克%以下者有27人,这说明蚕蛹确有降血脂的作用,对防治脂肪肝也有很好的效果。

牛奶:常年饮用牛奶,不仅营养价值高,而且有降血脂效果。1977年,美国曼斯博士从牛奶中分离出一种可以抑制胆固醇合成的化学物质,称为乳清酸,证实了牛奶确有降低血清胆固醇的作用。牛奶中虽也含有一些胆固醇,但是由于牛奶中的乳清酸和其他成分能有效地抑制胆固醇的生物合成与吸收,故能使人体内胆固醇的含量降低。

酸奶:常食酸奶对高脂血症或高胆固醇血症病人有益。据报道,非洲东部的马赛部落人依靠畜牧业为生,他们每天要喝好几加仑(升)酸牛奶,经调查发现,马赛人血清胆固醇低于其他民族,马赛人中喝酸牛奶越多的人,胆固醇水平越低。

海参:可用海参30克,加清水适量,炖烂后加入适量冰糖再炖,直至冰糖溶化为止。每日服1次,且以早或晚饭前服食为宜。海参是一种高蛋白、低脂肪食品,海参本身不含胆固醇,脂肪的含量又很低,它所含的微量元素钒又能降血脂,所以高脂血症病人适宜经常食用海参。家庭可采用简易发参法:把干海参放入装满沸水的暖水瓶内,加盖焖,12小时后取出,顺腹剖开,抠除内脏,然后再放入冷水中泡5～6小时,即可烹调食用。

江瑶柱:即干贝。可用3～6克,黄酒浸洗,然后用文火煮汁服,连服3～4次。干贝也可作炒菜,可将已发好的干贝配以嫩豌豆,或香菇,或竹笋,或胡萝卜片,或黑木耳等作炒菜食用。干贝属高蛋白、低脂肪滋补品,在每100克干贝中,含蛋白质高达67.3克,而含脂肪量仅3克,所以,经常食用,不仅能营养身体,还有助于降血脂、降胆固醇。

泥鳅:将泥鳅洗净后煨汤喝,或用泥鳅炖豆腐食用。泥鳅属高蛋白低脂肪食品,所含脂肪成分较低,而且胆固醇的含量则更少,颇适宜高脂血症或高胆固醇血症病人服食。

苹果:可每日吃3次,每次吃1～2个。苹果中含有多量纤维素,常吃苹果,能使肠道内胆固醇含量减少,防止血清胆固醇增高。

山楂:可用山楂10克,配合白菊花、炒决明子各10克,煎水代茶饮。同时,每日3次,每次服用维生素C 0.2克,连食3个月,对高脂血症和高胆固醇血症者尤为适宜。动物实验证明,以山楂粉口服,对家兔实验性高脂血症有降低胆固醇和β-脂蛋白的作用。

大枣:可生食红枣,每日服3次,每次服10粒,经常食用;或用大枣10～20个,配合旱芹根30～50克,每日煎水喝汤吃枣,常食可以降低血清胆固醇。

葵花籽:经常食用葵花籽,有降低血清胆固醇的功效。药理实验证明,葵花籽的总磷脂部分对动物的急性高脂血症和慢性高胆固醇血症有明显的预防作用。

花生:可将生花生米浸泡在米醋中,5日后开始食用,每天早晨吃10～15粒。花生不仅营养价值高,而且根据现代药理研究和临床应用,它属于一种降胆固醇食品,长期食用醋泡花生,有良好的降血脂作用。

旱芹菜:除用常法炒食芹菜外,还可用生芹菜300克,洗净后连同根、茎、叶一并打烂绞汁或榨取新鲜芹菜汁,然后加入蜂蜜150克,分3次加温开水饮服,7～10天为1个疗程。经常食用旱芹菜,有降低血脂和降低胆固醇效果。

紫茄子:可将茄子洗净后切块红烧,或切丝清炒,也可将紫茄子洗净后放在米饭锅内蒸熟,取出后拌入大蒜泥、酱油、味精、麻油,调和均匀后食用。据药理和动物实验证实,紫茄子能降低兔和人的血胆固醇水平,纤维中的皂草苷具有降低血清胆固醇的效果。正因如此,美国医学界在介绍《降低胆固醇12法》中,将茄子列于12法之首。

萝卜:可将新鲜萝卜当水果食用,也可煎水代茶,或煨汤,或凉拌,或红烧。萝卜中含有大量维生素C,所以对高脂血症、高胆固醇血症以及高血压、冠心病病人尤为适宜。

洋葱:可以生食,也可炒食,还有人用洋葱来做色拉。据国外药理实验报道,健康男性口服60克油煎洋葱,能抑制高脂肪饮食引起的血浆胆固醇升高。早在1966年就有报道,洋葱汁、洋葱精油,均有防止高脂肪饮食诱发血中胆固醇升高的作用,其降血脂作用比降血脂药物氯贝丁酯(安妥明)还要强。

芦笋:青芦笋含有丰富蛋白质和糖类,还有特别成分——芦丁,是一种名贵蔬菜,欧美营养学家称之为健康食品,既有极高的营养价值,又有益于高脂血症病人防病食用。

大蒜:取鲜嫩大蒜头500克,放入醋适量,以能浸没为度,再加入红糖100克,浸泡在糖醋中,加盖密封,半个月后食用,每日服2～3次,每次吃1～2瓣大蒜头。大蒜含有配糖体,能降低血液中的胆固醇。

豆腐:常吃豆腐,有降低胆固醇,防止血管硬化的作用。豆腐富含蛋白质,糖分也较少,不含胆固醇,对高胆固醇血症者有所裨益。

黄瓜:可供生吃、凉拌、炒菜,也可做汤,还可腌渍和酱制。高血脂病人宜食糖醋黄瓜,取嫩黄瓜300克,白糖50克,香醋30毫升,大蒜头1枚。先将黄瓜洗净,切成薄片,用细盐稍稍腌一下,取出后挤去水分,放入盘中,然后将香醋、白糖及少许味精拌浇在黄瓜上,最后将大蒜泥和入,即可食用。黄瓜中娇嫩的细纤维素可促进肠道中腐败食物的排泄,并能降低胆固醇。

海带:可以做汤、烧肉、炒菜,还可以拌菜食用。在食用油腻过多的动物脂肪膳食中掺点海带,可以减少脂肪在血管壁上的积存,而使脂肪在人体内的蓄积趋向于皮下和肌肉组织中,同时会使血液中的胆固醇含量显著降低。

羊栖菜:可用来做色拉、拌、腌、炒或做汤食用,有抑制血清胆固醇升高的效果。

海藻:可用海藻10～15克,煎水当茶饮。国外曾有报道,海藻能降低高脂饮食(大鼠)血清中胆固醇水平和脏器中胆固醇含量。常食海藻,对高脂血症和高胆固醇血症者有益。

香菇:食用香菇,可炒、炖、煨、烧,既可单独烹食,也可配合其他降血脂食物做菜。香菇含有一种核糖类物质,可以有效地抑制血清和肝脏中胆固醇的上升。据药理实验报道,高脂血症病人在连续食用香菇3～4个月后,三酰甘油(甘油三酯)、磷脂、总脂均有所下降。

金针菇:将金针菇洗净,入沸水中烫一下,捞出后加入麻油、酱油、少许细盐、味精等调料,作冷盘食用。动物实验证明,金针菇具有降血脂作用。

草菇:可配合其他蔬菜炒食,其营养价值较高,富含大量维生素 C和蛋白质,而脂肪含量低,又不含胆固醇,同时还具有降低血中胆固醇的作用。所以,草菇是高脂血症和高胆固醇血症病人的理想保健食品。

茶叶:高脂血症病人适宜常饮茶。据浙江医科大学二附院介绍,用茶色素对高脂血症伴纤维蛋白增多的病人进行治疗,共观察了 120 个病例,有效率达 85%。国外学者研究认为,茶叶确有增加血管弹性,降低血中胆固醇,防止肝中脂肪积贮的作用。

植物油:适当食用植物油,包括菜油、豆油、麻油、花生油或玉米油等,对高脂血症和高胆固醇血症有益。因为植物油中含有较多的不饱和脂肪酸,有降低血中胆固醇的效果。

槐花:可用适量新鲜槐花和面粉烙饼食用,或将槐花晒干后泡茶饮,常饮槐花茶有降血脂效果。据药理实验报道,槐花能有效地降低肝内、主动脉内及血中的胆固醇含量。

灵芝:可用灵芝6～10克,煎水服。据北京市卫生局和第四军医大学运用灵芝防治冠心病的临床报道,灵芝对降低血中三酰甘油(甘油三酯)有较好的疗效,通过对冠心病病人高脂血症 15 例的疗效观察,除 1例无效外,其余的胆固醇和 β-脂蛋白均有明显下降。

何首乌:取首乌粉 30～50 克,用沸水调服,每日服 1～2 次。根据北京、内蒙古、上海、天津等地药理试验证实,何首乌确有降血脂作用。又据上海中医大学附属曙光医院的临床报道,单服何首乌治疗高脂血症88 例,结果有 78 例病人血清胆固醇下降。

决明子:将决明子 500 克,炒黄,每日取 10 克左右,用沸水泡茶饮。据佳木斯医学院附属医院报道,用决明子降低血清胆固醇 100 例临床观察,大部分病例均有不同程度的下降,2周内有85%降至正常水平,4周内降至正常水平者占96%,总有效率为98%。

荷叶:用新鲜荷叶1张,洗净后煎汤,去荷叶,与粳米煮成稀粥食用。也可用干荷叶末3～5克,用沸水泡茶常饮。常服荷叶,确有降低血脂效果。

高脂血症和高胆固醇血症除适宜多吃常吃以上食物外,还可以吃些淡菜、水芹、平菇、生姜、橘子、橙子、柚子、柠檬、荔枝、橄榄、柿子、番茄、大白菜、菠菜、荸荠等富含维生素C的蔬菜水果,同样具有改善胆固醇代谢的作用。

第六节　食物对动脉粥样硬化的食疗验方

一、茶对动脉粥样硬化的食疗验方

◎ 蕉蜜茶

对症食疗:治动脉粥样硬化。

用量配方:香蕉65克,蜂蜜30克,茶叶20克。

制作方法:将香蕉去皮研烂,用沸水1盅冲泡茶叶,加蜜于茶水中。

食用方法:每日1剂,当茶频饮。

二、醋对动脉粥样硬化的食疗验方

◎ 醋泡花生方

对症食疗:治动脉粥样硬化。

用量配方:醋300毫升,花生米150粒。

制作方法:将花生米浸泡在醋中,加盖密封,7日后食用。

食用方法:每日早晨空腹吃15粒,连续服用半个月。

三、蒜对动脉粥样硬化的食疗验方

◎ 食用生蒜方

对症食疗:治动脉粥样硬化。

用量配方:生大蒜不拘量。

食用方法:每日生吃大蒜不少于6克,宜坚持长期食用。

四、动脉粥样硬化病人适宜的食物

凡患有动脉粥样硬化或可疑冠心病的病人,宜常吃以下食品。

玉米：尤其适宜煮玉米粥食用。取玉米粉适量，用冷水溶和，待粳米粥煮沸后，再调入玉米粉同煮为粥，供早、晚餐时温热服食。我国长寿之乡——广西巴马县的老年人，他们的主食就是玉米。玉米中含有大量的植物纤维素，长期食用，可以起到预防冠心病和动脉粥样硬化的作用。

燕麦：磨粉做饼食用甚佳，也可去皮蒸食。燕麦极富营养，含多量蛋白质和丰富的亚油脂，是预防冠心病和动脉粥样硬化症的理想保健食品。

黄豆：适宜用水煮食，或做成各种豆制品食用，不宜炒食。黄豆因含丰富的不饱和脂肪酸，长期食用对冠心病和动脉粥样硬化病人极为有利。据意大利的一位医生研究发现，连续食用3周以黄豆为主的植物性蛋白饮食，可除掉附着在血管壁上的胆固醇，维持血管的软化。

兔肉：由于兔肉属于一种高蛋白质、高铁、高钙、高磷、低脂肪、低胆固醇的独特营养食品，具有降血脂作用，并能预防血管栓塞，对冠心病及动脉粥样硬化病人尤宜。

酸奶：据临床观察，每天喝1杯酸奶，连续饮服1周，可使血液中胆固醇含量减少5%～10%，可见酸奶有降低血清胆固醇的作用，这对防治动脉粥样硬化和冠心病的形成极为有益。

海参：营养分析表明，海参属于一种高蛋白、低脂肪、不含胆固醇的食品，其所含的特殊微量元素钒，又能降血脂。所以，冠心病及动脉粥样硬化病人宜常吃些海参。

干贝：在每100克干贝中，含蛋白质67.3克，而脂肪含量仅3克，还含有多量维生素，是一种高蛋白质、高维生素、低脂肪的营养滋补食品，对冠心病和动脉粥样硬化症有防治效果。

鲍鱼：又称鳆鱼，是一种单壳贝类，其肉又称石决明肉。鲍鱼的外壳，就是中药的"石决明"，具有平肝潜阳、清热明目的作用。鲍鱼含丰富的蛋白质、矿物质和维生素，而脂肪含量却很低，对动脉粥样硬化病人有益。

泥鳅：由于泥鳅富含维生素A、维生素B、维生素C等，而含脂肪成分比较低，所含胆固醇更少，故适宜于心血管疾病，诸如冠心病、动脉粥样硬化症、高脂血症病人食用。

山楂：可单用山楂20～30克，或用山楂配槐花各15克，每天煎水代茶喝，连服1个月为1个疗程，常服有效。中医学认为，山楂有化滞消积,活血行瘀,尤其是对消油腻化肉积有独特疗效,故近代多用于高血压病、高脂血症、冠心病、心绞痛以及动脉粥样硬化病人。

大蒜: 早在1962年就有报道,证明大蒜在临床上治疗动脉粥样硬化有效。现代药理试验也证实,大蒜精油、大蒜汁均有防止高脂饮食诱发血胆固醇升高的作用。

旱芹: 是一种有降血压和降胆固醇作用的蔬菜,常吃旱芹及芹菜根,对防治冠心病及动脉粥样硬化症有效。

萝卜: 由于萝卜含有多量维生素 B_1、维生素 B_2、维生素 C、维生素 D,常吃萝卜,可预防动脉粥样硬化症。根据中医学理论,萝卜具有消积滞、化痰涎、宽胸膈、散瘀血等作用,这对冠状动脉粥样硬化性心脏病有益。

洋葱: 是一种能够净化血液的碱性蔬菜,它不仅能降低血清胆固醇,而且还具有防止动脉硬化和使血栓溶解的功效。

竹笋: 由于竹笋含有丰富的蛋白质,能供给身体适当的营养,同时又含多量食物纤维,能增强机体抵抗力,防治动脉粥样硬化症。

青芦笋: 是一种高档蔬菜,不仅具有极高的营养价值,还含有特殊的成分——芦丁,又含有丰富植物纤维,这对高血脂、高血压动脉粥样硬化症,均具有特殊的疗效。

海带: 经常食用海带,可以有效地预防动脉硬化、高血压、冠心病、高脂血症等心血管疾病,因为它能软坚、化痰、减少脂肪在体内的积存。

紫菜: 是一种多蛋白、多维生素、少脂肪的食用海藻,经常食用,对动脉粥样硬化症病人有益。

香菇: 凡是食用菌,均适宜冠心病和动脉粥样硬化症病人食用。因为食用菌大多属高蛋白、多维生素、低脂肪、低胆固醇类食品,具有降血压、降血脂、降胆固醇、预防动脉粥样硬化的作用。

　　除宜经常食用上述食品外,还可多吃常吃的食物有:豌豆苗、南瓜、绿豆、茄子、豆浆、豆腐、羊栖菜、海藻、草菇、平菇、金针菇、黑木耳、银耳、灵芝、蘑菇、花生、向日葵籽、大白菜、菠菜、水芹、苋菜、荠菜、番茄、薤白、藕、橙子、橘子、柚、柿子、红枣、胡桃、芒果、菠萝、甜瓜、茶叶、马兰头、蜂蜜、槐花、何首乌、决明子等。另外,凡是适宜高脂血症和高胆固醇血症病人服用的食物,也基本上适宜冠心病人和动脉粥样硬化症病人食用。以上这类食品,绝大多数属于富含维生素,或含多量食物纤维、低胆固醇、低脂肪性的瓜果蔬菜。按照中医传统理论分析,这类食品分别具有化痰、清热、软坚、散结、活血、化瘀、通腑、平肝以及降血脂、降胆固醇、降血压的功效。所以,凡属冠心病以及动脉粥样硬化等心血管疾病病人,均可常食之。

第七节　食物对高脂血症的食疗验方

一、茶叶对高脂血症的食疗验方

◎ 山楂茶

　　对症食疗:治高血脂。

　　用量配方:鲜山楂 50 克,茶叶 10 克。

　　制作方法:将山楂洗净,捣烂,放入沙锅中,加水适量煎煮,滤取煎液 1 杯,冲泡茶叶,加盖焖泡片刻,即可饮服。

　　食用方法:每日饮用 2 杯,当茶频饮。

　　注意事项:山楂有扩张血管和较持久的降血压、降血脂作用;茶叶能降血脂,防止动脉粥样硬化。经常饮用山楂茶,可减少心血管疾病的发生。

◎ 柿叶山楂茶

　　对症食疗:治高脂血症、高血压及冠心病。

　　用量配方:柿叶 10 克,山楂 12 克,茶叶 3 克。

　　制作方法:将以上 3 味一起放入杯中,用沸水冲泡,加盖焖 15 分钟即可饮服。

　　食用方法:每日 1 剂,不拘时频频饮服。

　　注意事项:柿叶、山楂、茶叶均有消脂化滞作用,并能扩张血管,增加冠状动脉血流量,改善血液循环,从而达到降压消脂的疗效。

二、蒜对高脂血症的食疗验方

◎ 蒜黄瓜方

　　对症食疗:治高脂血症。

　　用量配方:黄瓜 2 根,大蒜 1 头。

　　制作方法:将大蒜捣烂,黄瓜切片,凉拌。

　　食用方法:拌凉菜吃,每日吃 1～2 次。

029

◎ **大蒜精油方**

对症食疗：治高脂血症。

用量配方：大蒜精油或大蒜精油胶丸。

使用方法：胶丸每日服3次，每次服3丸，日总量为0.3克；大蒜精
油每日服0.2毫升，分3次服用，均为饭后服用，连续服
用1个月为1个疗程。

三、姜对高脂血症的食疗验方

◎ **花生芝麻壳姜汤**

对症食疗：治高脂血症。

用量配方：花生米30克，芝麻壳40克，生姜3片。

使用方法：水煎，喝汤吃花生米，每日服1～2次。

◎ **姜楂茵陈汤**

对症食疗：治高脂血症。

用量配方：茵陈20克，山楂30克，生姜3片。

使用方法：水煎服，每日饮服2次。

◎ **荷叶藿香姜汤**

对症食疗：治高脂血症。

用量配方：荷叶15克，藿香6克，生姜4片。

使用方法：水煎服，每日饮服2～3次。

四、萝卜对高脂血症的食疗验方

对症食疗：治高脂血症。

用量配方：萝卜250克、猪腿肉250克、淡菜100克，干橘皮2克，黄
酒2匙，植物油、细盐、味精各适量。

使用方法：煮汤服食，利水肿，降血压。

五、高脂血症病人适宜的食物

凡属高脂血症或高胆固醇血症病人，宜常食以下食物。

玉米：可用玉米磨粉与粳米煮粥食用，也可用玉米粉做成馒头糕饼
等服食。目前国外也盛行吃玉米粉粥作为食疗，以治疗高脂血症，这是
因为玉米中含有较丰富的不饱和脂肪酸的油脂，是一种天然吸收胆固醇
的抑制剂。

燕麦：可用燕麦为原料加工成燕麦片、燕麦饼干糕点、膨化燕麦食

品、速食燕麦片等。由于燕麦含丰富的不饱和脂肪酸以及维生素 E,对高脂血症病人尤宜。据报道:将燕麦分给 26 名高脂血症病人食用,结果在 3 周内血清胆固醇由 251 毫克/100 毫升降至 223 毫克/100 毫升。

南瓜: 可作为副食品食用,也可以之代粮,同粳米煮粥吃,或切片蒸食,或切成小块与米煮饭吃。南瓜含有多量果胶,能延缓人体对脂质的吸收,并且还能与体内过剩的胆固醇黏结在一起,从而降低了血液中胆固醇的含量。

芝麻: 可用黑芝麻 30 克,碾细,加粳米 100 克,同煮为粥,分早晚两次空腹食用。也可仿照古代"抱朴子法":用黑芝麻 2 500～5 000 克,淘尽蒸熟,晒干,用水淘去沫再蒸,反复九蒸九晒,以汤脱去皮,簸净,炒香为末。再用白蜜或枣泥调和为丸,如玻璃弹子大小。每日空腹嚼食 3 次,每次嚼 1 丸。民间中多用黑芝麻炒熟后研末作馅心,包成汤圆、米团、凉团食用。或用黑芝麻粉、粳米粉、绵白糖一起制成黑芝麻糊冲服。芝麻可称为天然降脂抗衰老食品,这是因为芝麻中含有多达 60% 的不饱和脂肪酸和丰富的维生素 E,长期食用,不仅可以降低血脂,还能延年益寿。

黄豆: 黄豆无论制作成豆浆、豆腐等豆制品,或是直接将黄豆煮食,均为高脂血症病人的理想保健食物。这是因为黄豆属一种高植物蛋白食品,其蛋白质含量高达 37%～40%,而且所含蛋白质中,包括人体不能合成的 8 种必需氨基酸,可谓是营养价值极高。另一方面,黄豆几乎不含胆固醇,只含有少量的豆固醇,可以起到抑制机体吸收动物食品所含胆固醇的作用。不仅如此,大豆油脂属于不饱和双烯脂肪酸,即亚油酸。澳大利亚科学家们研究指出,大豆还含有皂草苷,能降低血液中胆固醇的含量,进食大豆后,还可将胆固醇从粪便内排出。

豌豆苗: 可用鲜嫩的豌豆苗适量,洗净后用素油炒食;或用鲜嫩豌豆苗一把,洗净后捣烂,布包榨汁,每次半杯(约 50 毫升),兑入温开水服用,每日服 2 次。豌豆苗含丰富的钙、磷和多量的蛋白质与维生素,所以对高脂血症和高血压病人颇宜。

兔肉: 可用家兔或野兔肉如常法烹饪食用。由于兔肉属于一种高蛋白、低脂肪、低胆固醇食品,对高脂血症之人尤为适宜。

蚕蛹: 将蚕蛹洗净后,与韭菜炒食,或单独炒熟后食用。也可将蚕蛹焙干研粉,干燥保存,或装入空心胶囊,每日服 2 次,每次服 2～3 克,

031

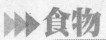
常服对降血脂有效。蚕蛹是高蛋白营养食品,所含脂肪主要是不饱和脂肪酸。

牛奶: 常年饮用牛奶,不仅营养价值高,而且有降血脂效果。1977年,美国曼斯博士从牛奶中分离出一种可以抑制胆固醇合成的物质叫乳清酸,证实了其有降低血清胆固醇的作用。牛奶中虽也含有一些胆固醇,但是,由于牛奶中的乳清酸和其他成分能有效地抑制胆固醇的生物合成与吸收,能使人体内胆固醇的含量降低。

酸奶: 常食酸奶对高脂血症或高胆固醇血症者有益。据报道,非洲东部的马赛部落人依靠畜牧业为生,他们每天要喝好几加仑(升)酸牛奶,经调查发现,马赛人血清胆固醇低于其他民族,马赛人中喝酸牛奶越多的人,胆固醇水平越低。

海参: 可用海参30克,加清水适量,炖烂后加入适量冰糖再炖,直至冰糖溶化为止。每日服1次,且以早或晚饭前服食为宜。海参是一种高蛋白低脂肪食品,海参本身不含胆固醇,脂肪的含量又很低,它所含的微量元素钒又能降血脂,所以高脂血症病人适宜经常食用海参。

干贝: 可用3～6克干贝,用黄酒浸洗,然后用文火煮汁服,连服3～4次。干贝也可作炒菜,可将已发好的干贝配以嫩豌豆,或香菇,或竹笋,或胡萝卜片,或黑木耳等作炒菜食用。干贝属高蛋白低脂肪滋补品,在每100克干贝中,含蛋白质高达67.3克,而含脂肪量仅3克。所以,经常食用,不仅营养身体,还有助于降血脂、降胆固醇。

泥鳅: 可将泥鳅洗净后煨汤喝,或用泥鳅炖豆腐食用。泥鳅属高蛋白低脂肪食品,所含脂肪成分较低,而且胆固醇的含量更少,颇适宜高脂血症或高胆固醇血症病人服食。

苹果: 每日吃3次,每次吃1～2个。苹果中含有多量纤维素,常吃苹果,能使肠道内胆固醇含量减少,防止血清胆固醇增高。

山楂: 可用山楂10克,配合白菊花、炒决明子各10克,煎水代茶饮。同时每日3次,每次服用维生素C 0.2克,连服3个月,对高脂血症和高胆固醇血症病人尤为适宜。动物实验证明,以山楂粉口服,对家兔实验性高脂血症有降低胆固醇和β-脂蛋白的作用。

大枣: 可生食红枣,每日食3次,每次食10个,经常食用;或用大枣10～20个,配合旱芹根30～50克,每日煎水喝汤吃枣。常食可以降低血清胆固醇。

葵花籽：经常食用葵花籽，有降低血清胆固醇的功效。药理实验证明，葵花籽的总磷脂部分对动物的急性高脂血症和慢性高胆固醇血症有明显的预防作用。

花生：可将生花生米浸泡在米醋中，5 日后开始食用，每日早晨吃10～15 粒。花生不仅营养价值高，而且根据现代药理研究和临床应用，它属于一种降胆固醇食品，长期食用醋泡花生，有良好的降血脂作用。

芹菜：除用常法炒食芹菜外，还可用生芹菜 300 克，洗净后连同根、茎、叶一起打烂绞汁，或榨取新鲜芹菜汁，然后加入蜂蜜 150 克，分作 3次，加入温开水服食，7～10 天为 1 个疗程。经常食用旱芹菜，有降低血脂和降低胆固醇疗效。

茄子：将茄子洗净后切块红烧，或切丝清炒，也可将紫茄子洗净后放在米饭锅内蒸熟，取出后拌入大蒜泥、酱油、味精、麻油，拌匀后食用。据药理和动物实验证实，紫茄子能降低兔和人的血清胆固醇水平，纤维中的皂草苷具有降低血清胆固醇的效果。

萝卜：可将新鲜萝卜当水果食用，也可煎水代茶，或煨汤，或凉拌，或红烧。萝卜中含有大量的维生素 C，所以对高脂血症、高胆固醇血症以及高血压、冠心病病人尤为适宜。

洋葱：可以生食，也可炒食，还有人用洋葱来做色拉。据国外药理实验报道，健康男性口服 60 克油煎洋葱，能抑制高脂肪饮食引起的血清胆固醇升高。

芦笋：青芦笋含丰富的蛋白质和糖类，还有特别成分——芦丁，是一种名贵蔬菜，欧美营养学家称之为健康食品，既有极高的营养价值，又有降低高脂血症作用。

大蒜：取鲜嫩大蒜头 500 克，放入醋适量，以能浸没为度，再加入红糖 100 克，浸泡半个月后食用，每日服 2～3 次，每次吃 1～2 瓣大蒜头。大蒜含有配糖体，能降低血液中的胆固醇。德国鲁特教授用空心胶囊装入牛油给两组参加实验的人吃，一组加大蒜，一组不加大蒜，结果吃了加大蒜的那组，比没有加大蒜的那组血液中胆固醇含量明显降低。

豆腐：常吃豆腐，有降低胆固醇，防止血管硬化的作用。豆腐富含蛋白质，糖分也较少，不含胆固醇，有益于高胆固醇血症病人食用。

黄瓜：可供生吃、凉拌、炒菜，也可做汤，还可腌渍和酱制。高血脂病人宜食糖醋黄瓜，取嫩黄瓜 300 克，白糖 50 克，香醋 30 毫升，大蒜头一瓣。先将黄瓜洗净,切成薄片,用细盐稍稍腌一下,取出后挤去水分,放入盘中,然后加入香醋、白糖及少许味精,最后放入大蒜泥,拌匀即可食用。黄瓜中娇嫩的细纤维素可促进肠道中腐败食物的排泄,并能降低胆固醇。

海带:可以做汤、烧肉、炒菜,还可以拌菜食用。在食用油腻过多的动物脂肪膳食中掺点海带,可以减少脂肪在血管壁上的积存,而使脂肪在人体内的蓄积趋向于皮下和肌肉组织中,同时会使血液中的胆固醇含量显著降低。

羊栖菜:可用来作色拉、拌、腌、炒或做汤食用,有抑制血清胆固醇升高的效果。

海藻:可用海藻 10～15 克,煎水当茶饮。国外曾有报道,海藻能降低高脂饮食大鼠血清胆固醇水平和脏器中胆固醇含量。常食海藻,对高脂血症和高胆固醇血症病人有益。

香菇:食用香菇,可炒、炖、煨、烧,既可单独烹食,也可配合其他降血脂食物做菜。香菇含有一种核糖类物质,可以有效地抑制血清和肝脏中胆固醇的上升。据药理实验报道,高脂血症病人在连续食用香菇 3～4 个月后,三酰甘油(甘油三酯)、磷脂、总脂均有所下降。

金针菇:可将金针菇洗净,入沸水中烫一下,捞出后加入麻油、酱油、少许细盐、味精等调料,拌匀作冷盘食用。动物实验证明,金针菇有降血脂作用。

草菇:可配合其他蔬菜炒食,其营养价值较高,含大量维生素 C 和蛋白质,而脂肪含量低,又不含胆固醇,同时还具有降低血中胆固醇作用。所以,草菇是高脂血症和高胆固醇血症病人的理想保健食品。

茶叶:凡高脂血症病人适宜常饮茶。据浙江医科大学二附院介绍,用茶色素对高脂血症伴纤维蛋白增多的病人进行治疗,共观察 120 例病例,有效率达 85%。国外专家研究认为,茶叶确有增加血管弹性,降低血清胆固醇,防止肝中脂肪积存的作用。

植物油:适当食用植物油,包括菜油、豆油、麻油、花生油或玉米油等,对高脂血症和高胆固醇血症病人有益。因为植物油中含有较多的不饱和脂肪酸,有降低血清胆固醇的效果。

槐花:可用新鲜槐花适量和面粉烙饼食用,或用槐花晒干后泡茶饮,常饮槐花茶有降血脂效果。据药理实验报道,槐花能有效地降低肝内、主动脉内及血液中胆固醇的含量。

　　灵芝：可用灵芝6～10克,煎水服。根据北京市卫生局和第四军医大学运用灵芝防治冠心病的临床报道,灵芝对降低血中三酰甘油(甘油三酯)有较好疗效,通过对冠心病人高脂血症15例的疗效观察,除1例无效外,其余病人的胆固醇和β－脂蛋白均有明显下降。

　　何首乌：取首乌粉30～50克,用开水调服,每日服1～2次。根据北京、内蒙古、上海、天津等地药理试验证实,何首乌确有降血脂作用。

　　决明子：将500克决明子炒黄,以后每日取10克左右,用沸水冲泡茶饮。据佳木斯医学院附属医院报道,对用决明子降低血清胆固醇100例病人进行临床观察,大部分病例均有不同程度的下降,2周内有85%降至正常水平,4周内降至正常水平者占96%,总有效率为98%。

　　荷叶：取新鲜荷叶1张,洗净后煎汤,去荷叶,用汤与粳米煮成稀粥食用;也可用干荷叶末3～5克,沸水泡茶常饮。据著名中医专家邹云翔临床实验,常服荷叶,确有降低血脂效果。

　　高脂血症和高胆固醇血症病人除适宜多吃常吃以上食物外,还可多吃些淡菜、水芹、平菇、生姜、橘子、橙子、柚子、柠檬、荔枝、橄榄、柿子、番茄、大白菜、菠菜、荠菜等富含维生素C的蔬菜水果,同样有改善胆固醇代谢的作用。

第八节　食物对胃痛的食疗验方

一、茶叶对胃痛的食疗验方

◎ **茉莉花茶**

　　对症食疗：治慢性胃炎,食欲不振,消化不良,脘腹胀痛;神经官能症,失眠多梦等。

　　用量配方：青茶10克,茉莉花12克,石菖蒲6克。

　　制作方法：将以上3味去杂质,晒或烘干,共研粗末。

　　食用方法：每日1剂,用沸水冲泡5～10分钟后,随意温服。

　　注意事项：茉莉花芳香入胃,善于理气解郁,和中辟秽,是治疗胃脘胀痛的常用品。

◎ **乌龙戏珠枣茶**

　　对症食疗：治胃痛、神经衰弱及各种慢性病。

提高免疫力

用量配方：沧州金丝小枣，福建乌龙茶各适量。

制作方法：将茶滤纸袋、金丝小枣直接放入杯中，用沸水冲泡，加盖焖泡 10 分钟即可。

食用方法：代茶频饮。

◎ 糖蜜红茶饮

对症食疗：治胃十二指肠溃疡。

用量配方：红茶 10 克，红糖、蜂蜜各适量。

制作方法：将糖、茶叶放入杯内，用沸水冲泡，加盖焖 10 分钟即可饮服。

食用方法：加蜜调服，每日服 1 次。

二、醋对胃痛的食疗验方

◎ 姜蒜浸醋方

对症食疗：治胃脘痛，喜按喜温者。

用量配方：生姜 120 克，大蒜 150 克，醋 500 毫升。

制作方法：将生姜洗净切片，大蒜整瓣一起浸于醋中，密封存放 1 个月后启用。

食用方法：服醋液及嚼食蒜、姜各适量。

◎ 半夏醋蛋煎

对症食疗：治胃痛，症见食管炎，剑突后烧灼样疼痛，呕酸反酸等。

用量配方：半夏 9 克，醋 30 毫升，鸡蛋 1 个。

制作方法：将半夏加醋共煎，然后去半夏留醋，磕入鸡蛋清拌匀即可。

食用方法：每晚睡前服用 1 次，直至症状消失为止。

◎ 湖茶醋饮

对症食疗：治年久心胃病。

用量配方：湖茶 10 克，头醋 20 毫升。

制作方法：先煎茶取液 250 毫升，倒入醋和匀即可。

食用方法：每日 1 次饮服。

三、蒜对胃痛的食疗验方

◎ 大蒜木香麦芽糖

对症食疗：治胃寒痛。

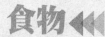

用量配方：独头蒜 1 头,去皮洗净捣烂;红糖 35 克,广木香、麦芽各
　　　　　10 克。

制作方法：将上述各味共研为细末,制成丸如梧桐子大,备用。

使用方法：胃痛时每服 7 粒。

◎ 青蒜方

对症食疗：治胃气痛。

用量配方：青蒜连叶 8 根,盐适量,醋 10 毫升。

制作方法：将蒜和调料加水同煮熬汤。

使用方法：胃痛时饮服或胃痛时热饮。

◎ 蒜汁饮料

对症食疗：治胃病。

用量配方：生大蒜 3 头。

制作方法：将大蒜洗净,剥去皮,捣成汁。

使用方法：每日 1 次,每服 50 毫升,用温开水送服。

四、姜对胃痛的食疗验方

◎ 生姜煨红枣

对症食疗：治虚寒性胃痛,症见口淡,多涎沫,胃寒呕吐。

用量配方：新鲜带皮生姜 5 块,红枣 30 枚。

制作方法：将鲜姜切成两片,挖空中心,中间放入红枣 3 枚,再合
　　　　　好,放在炭火上,煨至生姜焦黑后取红枣食。

使用方法：每次食红枣 5～6 枚。

注意事项：生姜可"散风寒,益脾胃",红枣可"补中益气,滋肾暖
　　　　　胃",两药合用恰具散寒、暖胃、补脾之效。

◎ 生姜鲫鱼汤

对症食疗：治胃痛。

用量配方：生姜 30 克,胡椒 3 克,橘皮 10 克,鲫鱼 1 条。

制作方法：将鱼去鳞、内脏洗净,生姜、橘皮、胡椒用纱布包扎,塞入
　　　　　鱼腹中,加适量水煨煮。

使用方法：加少许盐调味,喝汤吃鱼。

◎ 核桃姜汤

对症食疗：治胃痛及嘈心吐酸水。

用量配方：核桃仁 50 克,干姜 30 克。

制作方法：把干姜洗净,切片,加水煎汤。

使用方法：将核桃仁嚼烂,用姜汤送服。

五、酒对胃痛的食疗验方

◎ 治胃寒痛

胃寒痛是指脾胃虚寒而引起的疼痛,多数是由于受凉所致,常见症状是:胃区(上腹部)隐痛、喜暖喜按、饿时痛增、得食减痛、呕吐清水、肢冷畏寒、神乏无力、面淡无华、大便溏稀、舌质淡白。如果每天坚持喝些白酒(40～60 度之间),早、中、晚各喝 1 次,每次 25～50 毫升,坚持喝 3～6 个月,不仅胃痛、畏寒消失,而且舒筋活血,刺激胃液分泌和消化道运动,能增加食欲,使病人面色红润、有光泽、全身有力。

◎ 治胃痛

粮食酒 500 毫升,小黄连子(又名土五味子)100 克,红糖适量,泡成药酒,每日饮服,治胃痛有效。

另一方是:黄酒 500 毫升,冰糖适量,鲜鸡蛋 12 个(去壳)。将 3 味药共用文火熬成焦黄色,每日服 3 次,每次服 1 匙。

六、小茴香对胃痛的食疗验方

◎ 小茴香粥

对症食疗：治慢性胃炎。

用量配方：小茴香 30 克,粳米 50 克,红糖适量。

制作方法：将小茴香放入锅中,加食盐 3～5 克,炒至焦黄,研为细末备用。把粳米入锅中加水煮粥,待粥熟时放入小茴香粉 5～6 克,红糖适量,改用文火稍煮片刻,待粥稠为度。

使用方法：每日临睡前温热服食 1 次,连服 5 天为 1 个疗程。

七、胃痛病人适宜的食物

胃痛病人宜分别选择以下食物:

桂皮：又称肉桂。每日服 2 次,每次用 3 克,研细末,用温开水送服。或将肉桂末 1～2 克,调入红糖糯米粥内服食,对胃寒疼痛者尤为适宜。

丁香：属芳香调味品,有散胃寒作用,可用丁香 3 克,配合橘皮 3 克,煎水代茶饮,适宜胃寒疼痛伴有胃寒呃逆者。

羊肉：能暖胃补虚，可用羊肉500～1 000克，与葱白30克，鲜生姜30克，一起入锅煨至烂熟，最后加入细盐、五香调料，分次吃肉喝汤。对慢性胃寒疼痛病人颇为适宜。

狗肉：性属温热，适宜胃寒痛者秋冬之季食用。可仿《食医心镜》中的"狗肉粥"食法：鲜狗肉100～150克，洗净后切成肉丁，细盐少许，生姜6克，葱白6克，粳米100克，一起入沙锅内，加水如常法煮粥，每日早晚温热服食。

荔枝：民间有用荔枝肉5枚，煮酒1小杯，适宜于胃寒痛，屡服有效。

花椒：取花椒粉5克，粳米或糯米50克，先将米加水如常法煮粥，粥将熟时加入砂糖适量，葱白3根，调入花椒粉，再用文火煮5～10分钟即可食用。每日早晚两次温服，对胃寒痛者尤为适宜。

小茴香：患有慢性胃寒痛者，可用小茴香30克，加入细盐5克，同炒至枯黄后，研为细末，备用。先取糯米或粳米50克，如常法煮粥，待稀粥将熟时，调入小茴香粉5克，再改用文火稍煮2～3分钟即可。每晚睡前温热食用，连用6晚为1个疗程，不愈再食用1个疗程。适宜寒性胃痛病人，颇为有效。

食茱萸：果实供食用，常作调味香料，有暖胃温中之功。民间常多用食茱萸6克，煎水当茶，趁热饮用，适宜胃寒疼痛病人饮服。

饴糖：适宜胃脘寒痛之人，有缓解寒性胃痛效果。每次取饴糖1～2匙，用温开水化服。

鲢鱼：有暖胃作用，适宜寒性胃痛病人服食。《随息居饮食谱》称其能"暖胃补气"。可如常法烹食，宜多加些生姜与葱白，疗效更好。

鳟鱼：俗称赤眼鱼，南北江河湖泊中均有分布，性属温热。明·李时珍称它"暖胃和中"，可如常法烹饪，多加些生姜、葱白，以增强散寒止痛作用。

凡是寒性胃痛病人，还宜多吃常吃羊肚、牛肚、麻雀肉、红糖、鸡肉、虾子、淡菜、酒酿、高粱、韭菜、紫苏、桃子、橘子、樱桃、杨梅、胡桃等性属温热暖胃的食品。

热性胃痛病宜吃以下食物：

萝卜：性微凉，能清热、健胃、顺气、消食，既可煎水喝，也可捣汁饮服，或生吃洗净的萝卜。

荸荠：性寒，味甘，可清热、生津。适宜胃热疼痛者食用，宜煮熟食用。

薏苡仁：性微寒，能利肠胃，适宜用薏苡仁磨粉与粳米煮粥服用。

绿豆：性寒，能清热解毒，胃热之人宜用绿豆熬成绿豆汤喝。

香蕉：性寒，味甘，生食能止渴润燥，又能解酒毒，还有通便润肠作用。

柿子：性寒，生柿能清胃热、解酒毒，适宜胃热不适和疼痛者食用。

梨子：生梨性寒，味甘，能清热生津，适宜胃热疼痛伴口干者服食。

柚子：性寒，可下气快膈化痰，是一种芳香健胃消食食品，胃热胃痛者宜食之。

西瓜：甘凉之品，能清暑、解渴、利尿，胃热疼痛口干者宜食之。

菊花脑：性凉，味甘，有清热凉血、调中开胃的作用，适宜胃热疼痛，心烦口苦者服食。

莼菜：性寒，能消炎解毒止呕，对胃热性胃病、呕吐反胃者尤为适宜。

芹菜：无论旱芹、水芹，性凉能健胃、镇静、镇痉，胃热疼痛者宜食之。

茭白：性冷滑，味甘，能调肠胃、解烦热、消酒毒，热性胃痛、心胸烦热者宜食之。可用鲜茭白与旱芹等量煎水喝。

豆腐：性寒，可宽中、清热、散血、消胀，热性胃痛者宜食之。

此外，热性胃痛病人还宜吃茼蒿、丝瓜、冬瓜、金针菜、菠菜、马兰头、慈姑、荞麦、菜瓜、田螺、蚌、苦瓜（癞葡萄）等凉性食品。

气虚胃痛病人宜吃以下食物：

糯米：性温，味甘，能补中益气、暖脾胃，糯米煮粥食用，最养胃气。正如《医药六书药性总义》所云："糯米粥为温养胃气妙品。"对气虚胃痛病人尤为适宜。

粳米：俗称大米。能补中益气、健脾和胃，适宜气虚胃痛者煮粥食用。明·李时珍认为："粳米粥，养肠胃。"清代著名食医王孟英还说："有一种香粳米，自然有香，又叫香珠米，煮粥时加入之，香美异常，尤能醒胃。"

锅巴：气虚胃痛病人，可用锅巴1 000克，与炙鸡肫皮50克，一起研粉，和入白糖、米粉适量，焙作饼食，有补脾胃、助消化作用。

西谷米：能温中健脾养胃、治脾胃虚弱及消化不良。西米煮成黏稠稀粥食用，对气虚胃痛者尤为适宜。《柑园小识》亦云："西谷米，健脾运胃，久病虚乏者，煮粥食最宜。"

大枣：性温，味甘，可补脾和胃、益气。唐代著名食医孟诜指出："大枣煮食补肠胃，肥中益气第一。"或用大枣煎服，或与粳米煮粥，或与锅巴、鸡肫皮一起烙饼食，对气虚胃痛病人均为适宜。

牛肉：能补脾胃、益气血。《韩氏医通》还称赞说："黄牛肉，补气，与黄芪同功。"凡气虚胃痛病人，可将牛肉煨至烂熟，吃肉喝汤。

鲫鱼：性平，味甘，治脾胃虚弱，适宜气虚胃痛、纳少无力病人食用。《唐本草》载："合莼作羹，主胃弱不下食。"《本草经疏》亦云："鲫鱼入胃，治胃弱不下食，鲫鱼调胃实肠，诸鱼中惟此可常食。"

黄芪：善能补中益气，也善治脾胃虚弱，凡气虚胃痛者，均宜选用黄芪30～50克，与大枣10～15个，煎汤服食。若食后觉胀，可用橘子皮少许，泡茶饮之即解。

党参：是中医最常用的健胃补气药，可单用党参15～20克，与大枣5～7个煎服，也可配合山药、白术适量，与老母鸡煨食。

此外，气虚胃痛病人还宜常吃栗子、蚕豆、熟菱、熟藕、白扁豆、豌豆、山药、南瓜、大麦、香菇、蘑菇、牛奶、猪肚、牛肚、狗肉、羊肉、羊肚、鸡肉、鸡肫皮、番薯、马铃薯、花生、樱桃等食物。

阴虚胃痛病人宜吃以下食物：

乌梅：可用乌梅12克，加冰糖15克，煎水作乌梅汤饮用；或用乌梅3～5枚，大枣5～7枚，水煎服。

番木瓜：能健脾胃、助消化。现代医学研究认为，木瓜含有两种生物酶：一种是木瓜蛋白酶，可分解蛋白质为氨基酸；另一种是脂肪酶，能分解脂肪，尤其对胃阴不足、胃酸缺乏的胃痛病人，食之颇益。

山楂：其味酸甜，内含柠檬酸、山楂酸、酒石酸、维生素C等，适宜与红糖或冰糖或蜂蜜煎服。

番茄：可用生番茄与绵白糖拌匀食用；也可用番茄汁与马铃薯汁各半杯，混合后饮用，早晚各饮服1次。

麦门冬：宜用麦冬10克，配加枸杞子10克熬汤饮服。

气滞胃痛病人宜吃以下食物：

杨梅：可供生啖，或腌食。《中国药植图鉴》称："对心胃气痛有

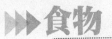
效。"《泉州本草》有一法:"治胃肠胀满:杨梅腌食盐备用,越久越佳,用时取数颗泡开水服。"

橘皮:适宜用鲜橘皮或干橘皮适量,用沸水冲泡当茶饮,能行气止痛。

柚子:有下气快膈化痰、芳香健胃消食的作用,适宜胃部气滞作胀、疼痛、消化不良者食用。

佛手:取鲜佛手12～15克(干品6克),沸水冲泡,代茶饮,有芳香理气、健胃止痛作用,对肝胃气痛者最宜。

萝卜:能健胃消食、顺气化痰,适宜气滞胃痛者煎水喝;或用鲜萝卜捣汁1小杯,炖热服。

玫瑰花:可将玫瑰花晒干或阴干后,研细。每次1～1.5克,用沸水冲服。适宜肝胃气痛之人,有疏肝行气止痛作用。

砂仁:是一种辛香调味品,有芳香性健胃理气作用。气滞胃痛者用砂仁2～3克,捣碎后用沸水泡茶饮,有下气止痛、宽胸膈、疏气滞、化宿食的效果。

苦瓜:俗称癞葡萄。《滇南本草》载:"治胃气痛,苦瓜煅为末,开水送下。"

此外,气滞胃痛者还宜吃紫苏、刀豆、柠檬花、香橼、薤白、葡萄、荔枝、柑、荸荠、山楂、青菜、芹菜、冬瓜等食物。

食积胃痛病人宜吃以下食物:

山楂:善消食积,尤其消化肉积,也就是说,过食脂肪油腻而胃胀满痛不适者,食之最宜。可用山楂果15～20克,放入橘皮6～9克,生姜3片,煎水喝。

萝卜:可用新鲜萝卜洗净后当水果食用;也宜用生萝卜250克,煮熟后喝汤吃萝卜,有行气消食,导滞除胀满作用;也可用萝卜子煎水喝。

胡萝卜:能健脾化滞。《日用本草》说它能"宽中下气,散胃中邪滞"。《本草纲目》亦云:"胡萝卜利胸膈肠胃,令人健食。"对食积胃痛者可生食或煮食之。

锅巴:能健胃消食。宜用锅巴炒焦后,煎水当茶饮;也可用锅巴50克,山楂30克,橘皮6克水煎服。

鸡内金:可以消积滞、健脾胃,适宜食积胀满疼痛者服用。将鸡内金用黄沙炒成棕黄色,然后研成细末,每次服3克,用米汤冲服。

茶叶：凡酒食过饱而致胃脘胀满疼痛者,可用茶叶泡后顿饮,起到消油腻除胀痛的作用。

此外,还宜食用金橘饼、槟榔茶、麦芽茶、豇豆、谷芽、佛手柑等食物。

血淤型胃痛病人宜吃食品有:

血淤型胃痛病人适宜吃些山楂、菠菜、包菜、栗子、韭菜、藕、醋、当归等食品。

第九节　食物对呕吐的食疗验方

一、茶对呕吐的食疗验方

◎ **芹菜根鸡蛋茶**

对症食疗：治反胃呕吐。

用量配方：鸡蛋1个,甘草15克,鲜芹菜根10克,茶叶5克。

制作方法：芹菜根与甘草水共煎,滤取煎液。

食用方法：用煎液冲鸡蛋,饮服。

◎ **生姜和胃茶**

对症食疗：治呕吐、恶心等。

用量配方：生姜3片,红茶1～3克。

制作方法：将生姜(鲜者为佳)切成碎块或细丝状,与红茶一起放入杯中,用沸水冲泡浓汁,加盖焖3～5分钟即可。

食用方法：每日1～2剂,温服。

注意事项：红茶,和胃下气,辟秽利湿除烦止呕;生姜散寒去冷,和胃降逆,止呕止吐,是中医临床治疗恶心呕吐的良药。生姜配红茶饮服,对呕吐、泛恶等症有较好的止呕效果。

二、醋对呕吐的食疗验方

◎ **糖醋腌萝卜**

对症食疗：治呕吐,症见:肉食积滞,嗳腐反酸,呕吐食物。

用量配方：白萝卜2根,白糖50克,醋适量。

制作方法：将鲜白萝卜洗净切丁,拍碎,加入白糖及醋腌半小时后即可。

食用方法：食萝卜丁,饮汁。

◎ 姜醋煲木瓜

对症食疗：治呕吐,症见：饮食不良所致呕吐酸腐,脘腹胀满,嗳气厌食等。

用量配方：醋 500 毫升,木瓜 500 克,生姜 30 克。

制作方法：将木瓜、生姜洗净晾干,与醋同置瓦煲内,用文火煲熟。

食用方法：分几次食用。

◎ 醋调姜末

对症食疗：治呕吐,症见：过食鱼腥、生冷瓜菜果所致的厌食呕吐,恶食腹胀。

用量配方：生姜末 3 克,醋少许。

制作方法：生姜末加入适量水,水煎取汁。

食用方法：加醋少许,趁热服下。

三、蒜对呕吐的食疗验方

◎ 羊肉大蒜

对症食疗：治反胃、呕吐等。

用量配方：羊肉 500 克,大蒜 1 头。

制作方法：将羊肉去脂膜切成块,煮熟。

使用方法：佐大蒜适量服食。

◎ 蒜香炖羊汤

对症食疗：治脾胃虚寒反胃呕吐。

用量配方：羊肉 400 克,蒜头 50 克,八角 15 克,米酒 20 毫升。

制作方法：蒜头去外皮切成片,羊肉洗净切成块,与八角、米酒加水适量,用文火煨炖熟透。

使用方法：加入少许盐调味,吃肉、蒜头喝汤。每日服1次,连服数日。

◎ 蒜蜜饮料

对症食疗：治呕吐。

用量配方：大蒜头 2 个,蜂蜜 50 克。

制作方法：将大蒜头烧熟。

使用方法：用温开水冲蜂蜜送服。

四、姜对呕吐的食疗验方

◎ 甘蔗姜汁

对症食疗：胃癌初期、妊娠反应、慢性胃炎等引起的反胃吐食或干呕不止等症。

用量配方：甘蔗汁半杯,鲜姜汁 1 汤匙。

制作方法：先将甘蔗剥去皮,捣烂绞取汁液,姜汁制法与此相同。

使用方法：把两汁和匀,稍温饮服。

◎ 蜂蜜姜汁

对症食疗：治反胃呕吐症。

用量配方：蜂蜜 2 汤匙,鲜姜汁 1 汤匙。

制作方法：在以上 2 味中,加水 1 汤匙调匀。

使用方法：蒸热,稍温顿服。

◎ 姜汁炖砂仁

对症食疗：治胃寒呕吐。此外,对腹痛、妊娠呕吐也有效。

用量配方：砂仁 5 克,生鲜姜 100 克。

制作方法：将鲜姜洗净切片,捣烂为泥,用纱布包好挤汁,把姜汁倒
入锅内,加清水半碗,放入砂仁,隔水炖半小时,滤取
汤汁。

使用方法：1 次服完。

五、葱对呕吐的食疗验方

（1）将酒炒白芍 9 克,胡椒 1.5 克共研为末,用葱白 60 克与之一起
捣和成膏,贴敷于心窝(剑突下),每日 1 次。

（2）将鲜葱白 20 根洗净,切碎略捣出汁,磕入两个鸡蛋搅匀,入锅
煎成 7 厘米大。用纱布包裹,乘热贴敷于神阙穴(脐窝正中)。

六、芹菜对呕吐的食疗验方

芹菜根 10 克,甘草 15 克,水煎取汁,磕入鸡蛋 1 个,趁热服用。

第十节 食物对腹泻的食疗验方

一、茶叶对腹泻的食疗验方

◎ 姜矾苏叶茶

对症食疗：治腹泻。

用量配方：干姜 10 克,枯矾 30 克,茶叶 10 克,苏叶 3 克。

制作方法：将上述 4 味共研细末。

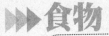
提高免疫力

食用方法：每日服 2～3 次，每次服 2～3 克。

◎ 柚姜止泻茶

对症食疗：治水样腹泻，腹中冷痛。

用量配方：老柚壳 9 克，生姜 2 片，细茶叶 6 克。

制作方法：先将柚壳、细茶叶一起研为细末；生姜煎汤，候温，送服柚壳、细茶叶细末。

食用方法：每日 1 剂，早、晚各服 1 次。

二、醋对呃逆的食疗验方

◎ 醋茶饮

对症食疗：治泄泻，症见：湿热泄泻，泻下急迫或泻而不止。粪色黄褐色而臭，肛门灼热等症。

用量配方：醋 30 毫升，浓茶 20 毫升。

制作方法：将醋与浓茶混合。

食用方法：一次性服下。

◎ 醋豆腐方

对症食疗：治肠炎腹泻反复不愈者。

用量配方：醋 50～80 毫升，豆腐 150 克。

制作方法：将豆腐切成小块，用花生香油稍炒，加食盐少许，倒入醋，稍煮片刻即可。

食用方法：食服。

◎ 老姜醋糖方

对症食疗：治腹泻与慢性肠炎。

用量配方：黄酒 120 毫升，老姜 5 片，赤砂糖 50 克，食醋 100 毫升。

制作方法：将上述 4 味一起放入沙锅中煮沸。

食用方法：趁热饮服，不能饮酒者，酒用少许。

三、蒜对腹泻的食疗验方

◎ 酒醋浸蒜方

对症食疗：治气滞腹痛，腹部胀痛，痛无定处，胸闷胁痛，七情不舒疼痛加剧者。

用量配方：大蒜 3 头，酒 250 毫升，醋 250 毫升。

制作方法：将大蒜头浸泡在酒醋中 1～2 日。

使用方法：每日取 2 个服食。

◎ 蒜萸硫黄外敷方

　　对症食疗：治腹痛。

　　用量配方：硫黄 5 克，吴萸 6 克，大蒜适量。

　　制作方法：将以上 3 味捣烂，做成饼状。

　　使用方法：涂敷在脐上。

◎ 美味蒜汁饮

　　对症食疗：治肠痉挛引起的腹痛。

　　用量配方：生大蒜 100 克。

　　制作方法：将大蒜捣碎，用纱布包裹后榨汁。

　　使用方法：用温开水冲服。

四、葱对腹泻的食疗验方

◎ 治寒湿腹泻、久治不愈

　　大葱 60 克，生姜 6 克，五倍子 30 克，陈艾 20 克。将以上药物共研细末，调拌芝麻油或凡士林，外敷贴脘腹部。

◎ 治腹泻日久

　　葱适量，将葱捣烂，放入黄丹做成丸，如黄豆大，放在脐中，外用膏药贴之。

◎ 治细菌性痢疾

　　葱白 1 把，洗净切细，与粳米 60 克，煮粥食之。

◎ 治寒泄、阴寒腹痛

　　大葱 100 克、食盐少许。将大葱和食盐共炒热后，用布包裹，热敷于腹部、背部和腰部。

五、姜对腹泻的食疗验方

◎ 姜茶

　　对症食疗：治腹泻。

　　用量配方：生姜 10 克，茶叶 9 克。

　　使用方法：水煎服，每日 1 剂，早晚分服。

◎ 山药干姜散

　　对症食疗：治腹泻。

　　用量配方：干姜 30 克，山药 50 克。

提
高
免
疫
力

制作方法：将上述 2 味共研成细末。

使用方法：每日服 2～3 次，每次服 2～3 克。

◎ 椿树皮姜草散

对症食疗：治腹泻。

用量配方：干姜 10 克，椿树皮 30 克，甘草 6 克。

制作方法：将上述 3 味共研成细末。

使用方法：每日服 2～3 次，每次服 2～3 克。

六、藿香对腹泻的食疗验方

◎ 藿香荆芥防风粥

对症食疗：治腹泻。

用量配方：藿香 5 克，荆芥 5 克，防风 5 克，粳米 50 克。

制作方法：将荆芥、防风、藿香一起放入锅中，水煎去渣取汁，与粳米加水熬成稠粥。

使用方法：每日 1 剂，连服 3～5 日为 1 个疗程。

第十一节　食物对腹胀的食疗验方

一、茶对腹胀的食疗验方

◎ 白矾茶

对症食疗：治血吸虫病之肝脾肿大、腹水及黄疸；肝硬化腹水之腹胀。

用量配方：白矾 15 克，铁观音茶叶 35 克。

制作方法：将以上 2 味共捣为细末，备用。

食用方法：每日服 1～2 次，每次取细末 6 克，用净水调下，或炖服之。

◎ 松萝黑鱼茶

对症食疗：治气臌、水臌症。

用量配方：松萝茶 9 克，活黑鱼 1 尾(约 350 克)，好黑矾 1.5 克。

制作方法：将黑鱼去鳞、破肚去肠，加入黑矾与茶。

食用方法：男用蒜 8 瓣，女用蒜 7 瓣，放入鱼腹中，上笼蒸熟。让病人吃鱼，能边喝茶、边吃蒜更佳。

◎ 枫杨茶

　　对症食疗：治血吸虫病，肝脾肿大，腹水。

　　用量配方：枫杨树叶不拘量，绿茶 200 克。

　　制作方法：将鲜枫杨树叶洗净后，放入烫手的热水中浸几分钟，取
　　　　　　　出晒干，备用。

　　食用方法：每日 1 次，取枫杨树叶 1 把（30 ～ 60 克），沸水冲泡，加
　　　　　　　盖焖 15 分钟，不拘时代茶饮。

二、醋对腹胀的食疗验方

◎ 砂仁熏肉

　　对症食疗：治脘腹胀痛，食欲不振，恶心呕吐，胎动不安等症。

　　用量配方：砂仁 20 克，鲫鱼 2 500 克，葱 25 克，姜 25 克，蒜 25 克，
　　　　　　　酱油 250 毫升，醋 250 毫升，白糖 150 克，味精 15 克，花
　　　　　　　椒面 10 克，芝麻油 50 毫升，豆油 500 毫升，黄酒 50
　　　　　　　毫升。

　　制作方法：将鲫鱼去鳞和鳃，剖腹去内脏洗净，剞上花刀；葱、姜切
　　　　　　　末；蒜切片。把鲫鱼两面划成斜刀口，用酱油、花椒面抹
　　　　　　　上，入油锅炸至微黄，放入用酱油、砂仁、醋、白糖、味精、
　　　　　　　花椒面、葱、姜、蒜、黄酒兑好的汁水里浸泡片刻，取出摆
　　　　　　　放在熏箅上，放在熏锅里，熏好后取出，摆放在盘里，淋
　　　　　　　上芝麻油即成。

　　食用方法：乘热食服。

◎ 香砂酥鱼

　　对症食疗：治脘腹胀痛，食欲不振，恶心呕吐，胎动不安等症。

　　用量配方：砂仁 3 克，小鲫鱼 2 500 克，酱油 250 毫升，白糖 300 克，
　　　　　　　醋 250 毫升，芝麻油 25 毫升，葱 50 克，姜 25 克，蒜 25
　　　　　　　克，花椒 10 克，八角 10 克，味精 10 克，黄酒 200 毫升，豆
　　　　　　　油 1 000 毫升。

　　制作方法：将鲫鱼去鳞和鳃，剖腹去内脏洗净；葱切段，姜切片，豆
　　　　　　　油锅烧热，放入鲫鱼炸至微黄。锅底铺一层猪骨，把鱼
　　　　　　　摆在上面，加入所有调料，用文火炖 3 小时，取出鱼装
　　　　　　　盘；炖汤浓缩后，放入芝麻油，浇在鱼面上即成。

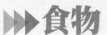

食用方法：佐餐食用。

三、蒜对腹胀的食疗验方

◎ **大蒜蛤蟆肚汤**

　　对症食疗：治肝硬化腹水。

　　用量配方：大蒜49瓣，癞蛤蟆5只，猪肚1个。

　　制作方法：把癞蛤蟆去头及肠杂，与大蒜一起放入猪肚内，用文火煨炖至熟透。

　　使用方法：分多次服用。

◎ **蒜瓣巴豆橘红丸**

　　对症食疗：治臌胀。

　　用量配方：大蒜瓣、巴豆各等量，橘红末适量。

　　制作方法：将大蒜去皮，每1瓣钻小孔，塞入巴豆1粒，用湿纸裹包，煨熟后剔去巴豆不用。把蒜捣成泥，放入橘红末，拌匀做成丸，如梧桐子大。

　　使用方法：每次服30～50丸，用米饮姜汤送下。

◎ **蒜瓜砂仁汤**

　　对症食疗：治腹胀。

　　用量配方：阳春砂仁120克，独头蒜49瓣，西瓜1个。

　　制作方法：将上述3味一起放入沙锅内煮熟。

　　使用方法：分2～3次食用；也可捣烂用沸水冲服或拌饭菜生食。

四、腹胀病人适宜的食物

　　腹胀病人宜选择食用以下食物：

　　金橘：能理气、解郁、化痰、除胀、醒酒。《本草纲目》称它"下气快膈。"《随息居饮食谱》亦云："金橘醒脾，辟秽，化痰，消食。"无论气滞型腹胀或是食滞型腹胀，均宜用金橘煎汤喝或泡茶饮。民间习惯做成金橘饼，腹胀时嚼食一两块。

　　佛手柑：能理气、化痰，也能消食解醒。《本经逢原》中就说它"专破滞气"。《本草便读》亦载："佛手，功专理气快膈。"《随息居饮食谱》又称它能"醒胃豁痰，辟恶，解醒，消食止痛"。所以，凡是腹胀病人，无论是气滞或食滞引起，均宜用鲜佛手12～15克，或干品6克，用沸水冲泡，代茶饮。

槟榔：能下气除胀，又能消食解酒。《用药心法》中说："槟榔，苦以破滞，辛以散邪，专破滞气下行。"《鹤林玉露》曾指出："岭南人以槟榔代茶，醉能使之醒，酒后嚼之，则宽气下痰，余醒顿解；饱能使之饥，饱后食之，则饮食快然易消。"凡气滞或食滞腹胀者均宜。

萝卜：能健胃消食、顺气宽中。《四声本草》中载："凡人饮食过度，生嚼咽之便消。"《本草纲目》亦云：萝卜"主吞酸，化积滞，解酒毒，甚效。"可见，萝卜对食滞腹胀者尤宜，或捣汁饮，或煎水服。除新鲜萝卜外，萝卜子、萝卜叶、老萝卜根煎水服用，也适宜食滞腹胀病人。

胡荽：有消食下气作用，中医常用以治疗食物积滞。崔禹锡《食经》称："调食下气"。《食疗本草》说它能"至消谷能食，治肠风，热饼裹食"。《日用本草》亦认为，胡荽"消谷化气，通大小肠结气"。所以，对食积腹胀者尤宜。

青菜：能通利肠胃，无论气滞腹胀或食滞腹胀者皆宜。青菜含丰富的维生素和植物纤维，能刺激胃肠的蠕动，通利二便，帮助消化，消除腹部胀满不适。

豇豆：含多量的植物纤维和维生素，有帮助消化的作用，对食滞腹胀者尤为适宜。《四川中药志》中记载："豇豆健脾胃，消食，治食积腹胀。"成都《常用草药治疗手册》还介绍它能治食积腹胀，嗳气："生豇豆适量，细嚼咽下，或捣茸泡冷开水服。"

山楂：能消食积，特别是能消化肉积。《滇南本草》中说：它能"消肉积滞，下气。"《日用本草》亦载："化食积，行结气，健胃宽膈，消血痞气块。"凡食积腹胀者，均宜多吃些山楂。

杨梅：能和胃消食，唐代食医孟诜认为：杨梅"和五脏，能涤肠胃"。现代《中国药植图鉴》亦载："治心胃气痛有效。"《泉州本草》载有一方："治胃肠胀满，杨梅腌食盐备用，越久越佳，用时取数颗泡开水服。"

啤酒花：能健脾消食，适宜消化不良病人腹胀服食。民间多用啤酒花10～15克，用沸水泡茶饮，对气滞腹胀或食滞腹胀者有效。

紫苏叶：是一种调味品，并能解鱼蟹毒，有理气除胀的作用。《日华子本草》称：它能"治心腹胀满"。《本草纲目》载："紫苏叶行气宽中"。《本草汇言》中还说它能"散寒气，清肺气，宽中气，安胎气，下结气，化痰气，乃治气之神药也"。所以，凡气滞腹胀者，尤为适宜，可用紫苏叶10克，煎水服，或用沸水冲泡代茶饮。

　　砂仁：是民间常用芳香性调味品，能行气、和胃、除胀，适宜脘腹痞胀、不思饮食病人食用。明·李时珍就曾说它能"理元气，通滞气，散寒饮胀痞"。凡气滞腹胀，尤其是受凉后寒气腹胀者，尤为适宜。每天可用砂仁3～5克，捣碎，煎水服，或用沸水冲泡当茶饮用。

　　白豆蔻：是一种芳香健胃调味品，能行气、暖胃、消食、宽中、除胀，功效与砂仁相同。凡气滞腹胀或食滞腹胀者，均宜用白豆蔻3～5克，煎水代茶频饮。

　　此外，腹胀病人还宜吃大麦芽、胡萝卜、橘子皮、刀豆、大白菜、芹菜、蕹菜、冬瓜、瓠子、番茄、苦瓜、茴香、薤白、橙子与茶叶等食物。

第十二节　食物对腿肚转筋的食疗验方

一、茶对腿肚转筋的食疗验方

◎ 茶姜散
　　对症食疗：治烦躁不安。
　　用量配方：茶末5克，干姜末3克。
　　制作方法：先用水煎茶末，后调入姜末。
　　食用方法：顿服。

◎ 藿香陈茶
　　对症食疗：治两腿转筋。
　　用量配方：藿香、苍术、柴胡、羌活各10克，泽泻、木通各5克，神曲、陈茶叶各25克，老葱连根3根。
　　制作方法：用水煎。
　　食用方法：趁热温服。

二、蒜对腿肚转筋的食疗验方

◎ 大蒜外用验方
　　对症食疗：治一般性腿肚转筋。
　　用量配方：大蒜头1瓣。
　　制作方法：将大蒜去皮，切成两片。
　　使用方法：用大蒜擦脚心至发热为止。

◎ 蒜盐外敷方
　　对症食疗：治腿肚转筋。

用量配方：大蒜 5～8 瓣，食盐 20 克。

制作方法：将大蒜、盐混合，捣烂如泥。

使用方法：取适量蒜泥贴在脐上，外用纱布覆盖，胶布固定。每隔
　　　　　1～2小时换药 1 次，敷至转筋停止才可停药。

三、姜对腿肚转筋的食疗验方

◎ 桂皮当归姜汤

对症食疗：治吐泻转筋，症见：四肢厥冷，脉微缓者。

用量配方：桂枝 10 克，当归 12 克，甘草 5 克，芍药 8 克，胶饴 20 克，
　　　　　生姜 15 克，附子 15 克，大枣 6 枚。

制作方法：将上述 7 味(除胶饴)共研为细末。

使用方法：每次取细末 3 克，水煎，滤取煎液，加入胶饴两匙，煎化
　　　　　服用。

◎ 骨石木通丸

对症食疗：治腿转筋。

用量配方：滑石 15 克，白术 10 克，苍术 6 克，厚朴 5 克，干葛、陈皮
　　　　　各 8 克，甘草(炙)10 克，木通 5 克，姜 5 片。

制作方法：将上述全部研成细末，做成梧桐子大的丸。

使用方法：每次服 3 粒，用温开水调服。

第十三节　食物对便秘的食疗验方

一、茶对便秘的食疗验方

◎ 松萝茶

对症食疗：治便秘不下。

用量配方：松萝茶 9 克，白糖半盅。

制作方法：将上 2 味，水煎，取汁 1 碗即可。

食用方法：每日 1 剂，顿服。

◎ 糖茶

对症食疗：治病后大便不通，症见：胃脘不适，病后胃气未愈，腑气
　　　　　失和，肠道燥结。

用量配方：红糖 5 克，茶叶 3 克。

提
高
免
疫
力

制作方法：将上述 2 味共置杯中，用沸水冲泡，加盖焖 5 分钟即可饮服。

食用方法：每日 1～2 剂，饭后温服。

二、醋对便秘的食疗验方

◎ 葱丝加醋炒

对症食疗：治气淀、寒凝及阴阳气血亏虚所致的便秘。

用量配方：大葱白 200 克，醋 200 毫升。

制作方法：将葱白切丝，加醋炒热。

使用方法：分 2 包，趁温热敷在脐上，凉则互换，不可间断，6 小时后便可见效。

◎ 柏仁醋方

对症食疗：治老年便秘。

用量配方：柏子仁 15 克、大麻仁 10 克，醋 10 毫升。

制作方法：将柏子仁、大麻仁微炒研细，装入纱布包，水煎 20 分钟，滤取煎液。

食用方法：醋调送服，每日 1 次，便通为度。

◎ 醋蛋液

对症食疗：治各种便秘。

用量配方：9 度醋 150～200 毫升，新鲜鸡蛋 1 个，蜂蜜或糖 500 克。

制作方法：将鸡蛋洗净后，放入广口玻璃瓶或瓷容器中，倒入醋，密封 48 小时，待蛋壳软化，仅剩薄蛋皮时启封，用筷子将蛋皮挑破，把蛋清与蛋黄、醋搅匀，再放置 24 小时后服用。

食用方法：每日服 1 次（26～30 毫升），在清晨空腹时服用，服用时可加温开水 2～3 倍，加适量蜂蜜或糖，充分搅拌后服。软蛋皮可 1 次食完（不习惯吃软蛋皮者可不食）；上述量 5～7 日服完。

注意事项：胃溃疡、胃酸过多及低血压的老年人慎用。

三、蒜对便秘的验方

◎ 蒜头外用方

对症食疗：治大便不通。

用量配方：独头大蒜 1 瓣。

制作方法：将独头大蒜煨熟，去皮。

使用方法：绵裹塞入肛门内，即通。

◎ **生蒜方**

对症食疗：治大便秘结。

用量配方：生大蒜不拘量。

使用方法：经常食用适量的生大蒜，即可排出软便。

◎ **美味蒜素饮**

对症食疗：治大便秘结。

用量配方：40 度烧酒 500 毫升，鸡蛋黄 3 个，芝麻 60 克，纯蜂蜜 100 克，大蒜 250 克。

制作方法：将大蒜去皮捣成泥，加入蛋黄搅拌均匀，用文火焙干（勿烤焦），与炒熟的芝麻（勿炒焦）共研成粉一起放入烧酒中，再兑入蜂蜜，充分拌匀后，放在阴暗处静止 6 个月，取上层清液。

使用方法：每晚取上层清液 20 滴，加 5 倍水稀释后服用。

注意事项：本方还可用于神经痛、肩酸痛。

四、姜对便秘的食疗验方

◎ **菠菜姜汁方**

对症食疗：治肠燥便秘。

用量配方：菠菜 250 克，生姜 25 克。

制作方法：用 1 000 毫升水烧沸后，放入菠菜，2 分钟后捞出，水晾凉，加入姜汁及各种调味品即成。

使用方法：吃菜喝汤，1 次服完。

注意事项：本方除可通肠胃、生津血外，还能解酒毒、降血压。

◎ **生姜豆豉方**

对症食疗：治冷秘，症见：大便艰涩，排出困难，小便清长，喜温怕冷，小腹冷痛，四肢不温等。

用量配方：生姜、食盐、淡豆豉为 4∶2∶1。

制作方法：将上述 3 味捣研为细末，取姜汁调为饼，备用。

使用方法：外敷脐中。

五、酒对便秘的食疗验方

◎ 治慢性便秘

韭菜叶或根，捣汁1小杯，用温开水稍加酒冲服，治慢性便秘。

◎ 治小便不通

白酒、明矾适量。选透明的明矾1块，放入酒碗里研磨5分钟。用手指蘸明矾酒，在病人脐部按摩15分钟，也可内服。此方治尿道炎也有效。

六、盐对便秘的食疗验方

◎ 使大便通畅

常便秘的人，每天早晨喝1杯淡盐开水，大便即可通畅。

◎ 治老年体弱便秘

蜂蜜30克，食盐6克，用温开水冲服，每日饮2次。

七、梨对便秘的食疗验方

◎ 梨粥

对症食疗：便秘。

用量配方：梨3个，粳米100克，冰糖60克。

制作方法：将梨洗净，去皮、核，切成黄豆大小的丁，与粳米、冰糖一起放入锅中，加水煮成稠粥。

食用方法：供早餐食用，连服数剂。

八、便秘病人适宜的食物

慢性习惯性便秘者宜吃以下食物：

番薯：多吃番薯，可治便秘，使大便畅通易解，民间多有此经验。《本草求原》也有记载，认为红薯："凉血活血，宽肠胃，通便秘，去宿瘀脏毒。"慢性便秘者食之尤宜。也可用鲜红薯叶250克，加油、盐炒菜吃，1次吃完，早晚空腹各吃1次，适宜大便燥结之人。

芝麻：能润肠通便，适宜肠燥便秘病人服食。《医镜》中桑麻丸方，以黑芝麻（炒）与冬桑叶等份为末，蜂蜜调和为丸，日服12～15克，1个月而愈。

阿胶：能滋阴补血润肠，适宜体虚便秘者食用。《仁斋直指方》中介绍："治老人虚弱大便秘涩，阿胶10克，连根葱白三片，蜜二匙，水煎，去葱，入阿胶、蜜溶开，食前温服。"此法对产后虚弱、大便秘涩者也适宜。

　　香蕉：能清热、润肠、解毒，适宜热性便秘和习惯性肠燥便秘病人服食。以香蕉生食，每日2～3次，每次2支。

　　苹果：每日早晚空腹吃苹果1～2个，治大便燥结，常吃有效。

　　桑椹：能滋液润肠，适宜体虚病人肠燥便秘，也适宜慢性血虚便秘者服食。可用新鲜黑桑椹挤汁，每日服2次，每次服15毫升。或用鲜桑椹2 000克绞汁，白砂糖500克。将白砂糖放入锅内，加水少许，用文火煎熬，待糖溶化后加入桑椹汁，一起熬成桑椹膏。每日服2次，每次15毫升，用开水化服，连服1周。

　　甘蔗：能清热、生津、润肠，适宜热性便秘者服食。可用青皮甘蔗汁、蜂蜜各1酒盅，混匀，每日早晚空腹服下。

　　松子仁：适宜慢性肠燥便秘者食用，有养液、润肺、滑肠之功效。可用松子仁30克，每日早晚与粳米煮粥吃。或用松子仁250～500克，炒熟后捣烂，与白糖500克，加适量清水，一起用文火熬成膏，冷却后装入瓶内，每日早晚空腹食用，用沸水冲饮。

　　柏子仁：含有丰富的脂肪油，能润肠通便，适宜肠燥便秘病人服食。古时《世医得效方》中有润滑肠道而通便秘的"五仁丸"，就是以柏子仁配合松子仁、桃仁、杏仁、郁李仁为丸。也可用柏子仁、大麻仁各10克，微炒研细，以绢包水煎20分钟，滤取煎液，加白糖适量，一次顿服，每日1次，便通为度。

　　胡桃：适宜大便燥结之人服食。《医林纂要》中说："胡桃仁，润大肠，通热便。"民间常用胡桃仁、黑芝麻各500克，炒后共捣烂研碎，早晚空腹用少许蜂蜜调服，既可补养身体，又可治习惯性便秘；也可单用胡桃肉30～50克，与粳米煮粥，早晚食用。

　　韭菜：将新鲜韭菜洗净，捣汁取30～50毫升（1杯），加15～20毫升黄酒，用沸水冲服，适宜便秘者食用。

　　萝卜：取新鲜白萝卜250克，洗净后绞取萝卜汁，然后兑入少量蜂蜜，空腹时服下，每日1次。《日用本草》云："萝卜宽胸膈，利大小便。"此法尤其适宜气秘之人，气秘者欲便不得，甚则腹中胀痛，胸胁痞满。

　　苋菜：苋菜能清热利窍，民间多用苋菜炒食，治大便秘结干燥者。《滇南本草》云："苋菜，治大小便不通。"《本草纲目》亦载："六苋，并利大小肠。"习惯性便秘病人，也宜用苋菜煮粥服食。

　　菠菜：慢性便秘者宜常食之，有养血润燥通便作用。《本经逢原》

载:"凡蔬菜皆能疏利肠胃,而菠菜冷滑尤甚。"《随息居饮食谱》中亦说:"菠菜开胸膈,通肠胃,润燥活血,大便涩滞及患痔人宜食之。"

马铃薯:适宜习惯性便秘之人食用。

芋头:便秘之人宜食之,它含丰富的淀粉,同时也含维生素 B_1、维生素 B_2 和维生素 C 等,是一种碱性食物,民间多有食用芋头用以防治便秘的经验。

慈姑:含维生素 B_1、维生素 B_2 较多,能增强胃肠的蠕动,是预防和治疗便秘的理想食品。

海蜇:能清热、化痰、消积、润肠,适宜大便燥结者食用。《古方选注》中的"雪羹汤",以海蜇 30 克,荸荠 4 个,煎水服,除可用于慢性咳嗽、吐浓痰之外,对大便干结者也适宜。

蜂蜜:能润燥滑肠,适宜肠燥便秘者食用。

猪油:能润肠燥,通大便。《本草纲目》载有一法:将猪油 100 克放入搪瓷杯内,加蜂蜜 100 克,用文火烧沸后,停火晾凉,把猪油与蜂蜜搅拌均匀。每日服 2 次,每次服 1 汤匙,对肠燥便秘者尤宜。

当归:既能补血调经,又能润燥滑肠,适宜大便秘结病人。可用当归 15 克,生首乌 15 克,水煎服用,可养血润肠,尤其对血虚肠燥便秘者,最为适宜。

肉苁蓉:有补肾、益精、润燥、滑肠的作用,尤其适宜血枯便秘和阳虚便秘病人服食。《医学广笔记》中介绍:"治高年血液枯槁,大便燥结,大肉苁蓉 150 克,白酒浸,洗去鳞甲切片,白汤 3 碗,煎 1 碗,顿服。"

决明子:能清肝、明目、通便,适宜习惯性便秘者服用。可先将决明子 500 克炒黄,每日取 10～15 克,用沸水冲泡当茶饮。

凡慢性便秘之人除宜常食以上物品外,还应服用南瓜、梨、酸奶、杨梅、茄子、蕹菜、茼蒿、青菜、青竹笋、花椰菜、藕、地瓜、海带、羊栖菜、香菇、银耳、麻油、饴糖、首乌等食物。

第十四节　食物对泌尿系统感染的食疗验方

一、茶对泌尿系统感染的食疗验方

◎ **金钱玉米茶**

对症食疗:治尿路结石,肾结石,肝胆结石。

用量配方：金钱草 60 克,玉米须 30 克,绿茶 5 克。

制作方法：将上述 3 味,加水浸过药面,用文火煎煮 10～15 分钟即可(先后煎 2 次,将 2 次煎液合并饮服);或将上述 3 味研成粗末,置茶壶内,用沸水浸泡 20 分钟即可。

食用方法：每日 1 剂,不拘时频频饮服。

注意事项：金钱草有良好的清热消炎、利尿通淋、排结石之作用。配上茶叶,旨在加强其清热利尿、消炎抗感染之作用,而玉米须具清热化湿、利胆止痛之功,3 味配用是治疗结石、胆囊炎之良方。

◎ 竹叶茶

对症食疗：治急性尿路感染、小便淋漓涩痛。

用量配方：白茅根 30 克, 通草 3 克, 灯芯草 3 克, 青茶叶 6 克。

食用方法：将上述 4 味放入杯内,用沸水冲泡,频服。

二、醋对泌尿系统感染的食疗验方

◎ 醋盐方

对症食疗：治小便急满,欲解而不出,或点滴而出者。

用量配方：醋、盐各适量。

制作方法：将醋与盐混匀。

食用方法：调服,不拘次数。

◎ 醋贯众方

对症食疗：治小便白浊之阴虚火旺者。

用量配方：贯众 1 500 克,白醋 250 毫升。

制作方法：先用醋将贯众酒拌,然后放入用木炭火烧红的铁锅内,烧成灰白色粉末,用细筛筛后(未烧成粉末的,可放入锅内再烧),放入干燥瓶中备用。

食用方法：每日服 3 次,每次服 2 克,用白糖水送服。

三、姜对泌尿系统感染的食疗验方

◎ 姜汁小麦汤

对症食疗：治淋症小便淋涩痛。

用量配方：小麦 100 克,生姜汁 60 毫升,蜂蜜 50 毫升。

制作方法：将小麦加水 2 大盅,煎取 1 盅半,去渣取汁,加入生姜

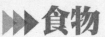

汁、蜂蜜和匀即可。

使用方法：每日 3 次，饭前服用。

◎ 隔鲜姜灸

对症食疗：治劳淋。症见：小便不甚赤涩，但淋漓不已，时作时止，遇劳即发，腰酸膝软，神疲乏力，舌质淡，脉虚弱。

用量配方：新鲜生姜 1 块。

制作方法：将生姜切片。

使用方法：将姜片放在腰椎旁 1 厘米处，左右各 1 片，或放在曲骨（胸腹正中线，脐下 5 寸处）、中极（胸腹正中线，脐下 4 寸处），放上艾绒，灸 3 壮。

四、泌尿系统结石病人适宜的食物

泌尿系结石病人宜吃以下食品：

胡桃：《海上集验方》载："治石淋：胡桃肉一升，细米煮浆粥一升，相和顿服。"另据《中华外科》、《福建中医药》和山东医学科学院介绍，治疗尿路结石，用胡桃仁 120 克，食油将其炸酥后，加糖适量混合研磨，使其成乳剂或膏状，于 1～2 天内分次吃完，连续食用至结石排出，症状消失为止。

玉米须：能利小便、祛湿热，消除尿路结石。泌尿系结石之人宜常用玉米须煎水代茶饮。《贵阳市秘方验方》中就曾记载："治初期肾结石，玉蜀黍须，分量不拘，煎浓汤频饮。"

猕猴桃：有清热利水、散瘀通淋作用，尿路结石之人宜食。古代《开宝本草》中早有记载："猕猴桃，止暴渴，解烦热，下石淋。"

苜蓿：俗称金花菜，可下膀胱结石，尤其是尿酸性膀胱结石者宜常食。《现代实用中药》认为："苜蓿治尿酸性膀胱结石。"《本草纲目》载："苜蓿根，捣汁煎饮，治砂石淋痛。"《吉林中草药》中记载："治尿路结石，用鲜苜蓿根，捣汁温服，每次半茶杯，日服 2 次。"

黄鱼脑石：黄鱼脑部有两颗坚实洁白的"石头"，叫作鱼脑石，对化石利尿有特殊功效。对此，唐宋之时即有记载。如《日华子本草》云："取脑中枕（即鱼脑石）烧为末，饮下治石淋。"《开宝本草》亦说："主下石淋，磨石服之，亦烧为灰末服。"《养生必用方》载："治石淋及诸淋：石首鱼头石十四枚，当归等分。把以上两味捣筛为散，以水二升，煮取一升，顿服。"凡患泌尿系结石者，宜将黄鱼清炖佐餐，另将洗鱼时取出的鱼脑石,焙燥研成细末,每日服2次,每次服1～2克,用温开水送服。

赤小豆:有利小便作用。民间常用赤小豆50克,与粳米50克,加水适量煮粥,粥成拌入生鸡内金粉20克和适量白糖,每日服2次,对尿路结石者有效。

鸡肫皮:据《医林集要》载:"治小便淋漓,痛不可忍:鸡肫内黄皮五钱,阴干,烧存性,作一服,白汤下。"近代医家和民间常用鸡肫皮粉9克,薏苡仁粥2碗,红糖2匙,和匀作早晚餐食用。也可用生鸡肫皮100克;鱼脑石100克;先将鱼脑石置铁锅内火煅炒,取出后冷却,与生鸡肫皮共研细末,每日服3次,每次服6克,加入蜂蜜1汤匙调和,用沸水冲服。

香醋:江苏省仪征县人民医院曾采用民间"喝醋法"治疗输尿管结石,取得了满意效果。方法是每日服3次,每次饮150毫升。

此外,泌尿系结石之人还宜食用清淡的蔬菜水果,如青菜、芹菜、黄芽菜、冬瓜、瓠子、西瓜、梨子、丝瓜、荸荠、黄瓜、紫菜、藕、甜菜、胡萝卜、茄子、莴苣、山芋、南瓜、豇豆、绿豆、山药、薏苡仁、玉米粉、麦片、芋芳以及田螺、螺蛳、蛙肉等食物。

尿路感染病人宜吃以下食品:

芹菜:无论水芹、旱芹,均能清热泻火,适宜小便热涩不利的尿路感染者食用。《大同药植手册》云:"旱芹,治小便淋痛。"可用旱芹菜2 500克,切碎捣烂拧出汁炖熟,每日服3次;每次服50毫升。《圣惠方》亦载:"治小便淋痛:水芹菜白根者,去叶捣汁,井水和服。"也可用《湖南药物志》中的方法:"治小便不利:水芹150克,水煎服。"

苋菜:性凉,清热利窍,民间多用苋菜100克,与车前草50克,煎水代茶饮。

白茅根:尿路感染病人宜用白茅根120克,煎水当茶喝,有清热利尿通淋的效果。《别录》称:白茅根"下五淋。"《本经逢原》亦云:"白茅根治五淋疼热。"《肘后方》中载有:"治小便热淋:白茅根四升,水一斗五升,煮取五升,适冷暖饮之,日三服。"

蕺菜:能清热解毒、通淋利尿。《分类草药性》称它"治五淋"。广州空军《常用中草药手册》说它能"消炎解毒,治尿路炎症"。可用蕺菜30～50克,加水煎汤喝。

马齿菜:性寒,能清热解毒。可用鲜马齿菜100～200克,配合车前草100克,水煎代茶饮,适宜尿路感染伴尿血病人食用。

061

啤酒花：性凉，能清热利尿，现代药理证实对多种细菌有抑制作用。《食物中药与便方》介绍：啤酒花治尿路炎症、膀胱炎：用啤酒花、车前草、茅根各15克，水煎服。

金针菜：性凉，味甘。《本草纲目》云："利湿热。"《日华子本草》亦载："金针菜治小便赤涩。"所以，尿路感染病人宜用金针菜煎汤喝或做菜食用。

绿豆：性寒，能清热利水，尿路感染病人适宜用绿豆熬汤喝，对发热尿闭尿痛病人有利尿解热的效果。

玉米须：能泄热利尿。《四川中药志》称它"清血热，利小便"。可单用玉米须50～100克，煎水代茶饮。也可选用叶橘泉教授介绍的方法：尿路疾患，急、慢性尿道炎，膀胱炎：玉米须30克，车前子15克，甘草6克，水煎服。若急性尿路感染出现血尿，还可用玉米须50克，与荠菜花15克，白茅根20克，水煎去渣服用。

冬瓜：性凉，味甘淡，善能利水，清热，解毒。《日用本草》称它能"瘥五淋"。凡尿路感染病人出现尿频、尿急、尿痛时，宜用冬瓜煨汤频饮。

西瓜：性寒，味甘，有明显的清热利尿作用，对尿路感染病人小便不利者颇宜。或取汁饮，或随意食用，也可用西瓜皮适量煎水喝。

猕猴桃：性寒，能清热、通淋、利尿。《开宝本草》称它能"下石淋"。即治疗泌尿系统结石，对急性尿路感染病人也颇为适宜。

草莓：性凉，可以清热、利尿。《云南中草药选》记载："草莓消炎解毒，治血尿、泌尿系感染。"对尿路感染伴尿血病人尤宜食用。

羊桃：性寒，能清热、解毒、利尿。《岭南采药录》说它能"除热利小便"。《泉州本草》认为羊桃"通石淋"。所以，凡尿路感染和泌尿系结石病人，均宜服食。

菜瓜：性寒，味甘，利小便、解热毒。《本草拾遗》认为菜瓜能"利小便，去烦热，宣泄热气"。所以，湿热下注的尿路感染病人，宜吃菜瓜，或凉拌，或生吃，或煎汤喝。

田螺：性寒，有清热、利水作用，尿路感染热结小便不通者宜食。《本草拾遗》载："煮食之，利大小便，去腹中热结，小便赤涩。"《本草纲目》亦云："田螺利湿热，下水气淋闭。"

此外，尿路感染病人还宜吃菊花脑、发菜、马兰头、茼蒿、荸荠、茭白、赤小豆、枸杞子、薏苡仁、香蕉、兔肉、鲤鱼、黑鱼、蛙肉、蚌肉、金银花等食物。

第十五节　食物对水肿的食疗验方

一、茶对水肿的食疗验方

◎ 玉米须茶

　　对症食疗：治慢性肾炎，症见：小便不利，面目及两足水肿。

　　用量配方：玉米须30～60克，松萝茶5克。

　　制作方法：将上述2味置杯中，用沸水浸泡15分钟，或加水煎服10
　　　　　　　分钟即可。

　　食用方法：每日1剂，分2次饮服。

　　注意事项：玉米须配松萝茶，前者重在健脾利尿，后者重在益肾利
　　　　　　　湿，两者相辅相成，共奏健益肾、利尿消肿而疗肾病
　　　　　　　之功。

二、醋对水肿的食疗验方

◎ 醋鲤鱼食疗方

　　对症食疗：治急、慢性肾炎，肾病综合征之手足水肿。

　　用量配方：大鲤鱼1尾，醋60毫升。

　　制作方法：用醋烹煮鲤鱼，煮干后食鱼。

　　食用方法：每日1剂。

　　注意事项：消化道溃疡及胃酸过多者忌用。

三、蒜对水肿的食疗验方

◎ 沙锅大蒜

　　对症食疗：治脾虚寒湿所致的下肢水肿、营养不良性水肿等。

　　用量配方：花生米150～200克，大蒜100～150克。

　　制作方法：将花生、蒜放入沙锅内，煲熟后服用。如胃口尚佳，可隔
　　　　　　　天煲1次。

　　使用方法：连服2～4次便可显效。

四、葱对水肿的食疗验方

　　葱白500克，生姜500克，白萝卜1 000克。将上述药共捣烂，置锅
内炒至热透，分2份用布包好，趁热熨肚脐、关元、脾俞等穴位。

063

注意事项：关元穴位于脐下9厘米,脾俞穴位于11椎下旁4.5厘米处。

五、姜对水肿的食疗验方

◎ 三皮汤

对症食疗：治急性肾炎水肿。

用量配方：冬瓜皮30克,五加皮3克,姜皮10克。

使用方法：水煎服,每日1剂,早晚分服。

六、冬瓜对水肿的食疗验方

◎ 冬瓜粥

对症食疗：急、慢性肾炎水肿,肝硬化腹水,脚气水肿等症。

用量配方：新鲜连皮冬瓜500克,粳米100克,麻油、味精各适量。

制作方法：将冬瓜洗净,切成小块,与粳米一起放入锅中,加水适量煮熟,调入味精、麻油,即可食用。

使用方法：供早晚餐食用。服10～15日为1个疗程。

七、水肿病人适宜的食物

水肿病人宜吃以下食物：

冬瓜：无论是肾炎水肿、心脏病水肿、肝硬化腹水,或是脚气水肿、妊娠水肿,均宜多食冬瓜,历代医家都认为冬瓜是一种利水消肿食品。冬瓜的皮也有良好的利水作用,凡小便不利、全身水肿者皆宜。若属营养不良而致的虚肿,冬瓜皮则慎用。

瓠子：能利水。《唐本草》认为瓠子能："通利水道",治水肿腹胀。故水肿病人宜用瓠子煨汤饮,少放或不放盐。

赤小豆：功在利水,善治水肿,凡肾脏病、心脏病、肝脏病水肿,或营养不良性水肿、脚气水肿,均宜食用。《食疗本草》载："赤小豆和鲤鱼煮烂食之,甚治脚气及大腹水肿。"所谓"大腹水肿",相当于肝硬化腹水症。

黑大豆：能活血、祛风、利水,适宜肾炎水肿和肝硬化腹水病人食用。《本草纲目》云："黑大豆治肾病,利水下气。"《四川中药志》称："黑大豆治黄疸水肿。"凡水肿胀满之人皆宜服食。

绿豆：能利水,疗水肿。《本草纲目》认为,"绿豆消肿之功同赤豆"。《朱氏集验医方》曾说它能"治十种水气",有"水从小便下,肿自消"的效果。

西瓜皮：可以利小便。《现代实用中药》称它"为利尿剂,治肾脏类水肿,黄疸"。对心脏性、肾脏性、肝脏病水肿以及妊娠水肿病人,皆宜用西瓜皮煎水代茶饮。有健脾、利水作用,适宜脾虚水肿病人食用。

黄瓜：能利小便、消水肿。《日用本草》云："黄瓜解烦渴,利水道。"《千金髓方》载："治水病肚胀至四肢肿:黄瓜一条,破作两片不出子,以醋煮一半,水煮一半,俱烂,空心顿服,须臾下水。"

胡萝卜缨：据《上海中医药杂志》介绍,胡萝卜缨适宜全身水肿者食用。

白茯苓：既是一味常用利水中药,又是一种食用菌,能益脾胃、消水肿。凡水肿病人,宜白茯苓粉与粳米煮粥食用。

泥鳅：能补中气、祛湿邪,适宜体虚水肿病人食用。民间常用泥鳅和大蒜炖煮,不加盐,间断服食。

鲤鱼：有利尿、消肿、补气作用,适宜体虚水肿或低蛋白血症水肿者食用,特别是对肝硬化腹水和慢性肾炎水肿病人尤宜。

鲫鱼：有健脾胃、利水湿之功效,体虚水肿者宜食。《吉林中草药》介绍:治全身水肿:鲜鲫鱼 1 条,砂仁末 6 克,甘草末 3 克。将鱼去鳞及内脏,洗净,把砂仁、甘草末纳入鱼腹中,用线缝好,清蒸熟烂,分 3 次当菜吃。忌盐、酱 20 天。

鳢鱼：有补脾利水作用。《本草经疏》称赞它"乃益脾除水之要药也。能导横流之势,补其不足,补泻兼施,主下大水及面目水肿"。适宜肾脏病及心脏病性水肿、体质虚弱营养不良性水肿、肝硬化腹水症、妊娠水肿以及脚气水肿者食之。民间用大鳢鱼去肠杂留鳞,洗净后与等量冬瓜,再加少许葱白、大蒜同煮,不加盐,喝汤吃鱼,每日 1～2 次,连吃5～7 天。

鲚鱼：有补虚、开胃、利水作用,适宜体虚水肿,营养不良性水肿、低蛋白血症水肿者服食。《唐本草》云："姨鱼,主水,治水肿,利小便。"《杏林中草药》载有："治水肿:姨鱼两条,香菜 250 克,香油适量。将鱼剖腹去杂,把香菜纳入鱼腹中,香油加水炖食(不加盐),可连续服用。"

白鸭肉：能滋阴养胃、利水消肿。《随息居饮食谱》中称它"补血行水"。《本经逢原》亦说："温中补虚,扶阳利水,患水肿人用之最妥。"民间常用 3 年以上绿头老鸭 1 只,去毛剖腹去肠杂,填入大蒜头 4～5 头,不加盐或略加糖,煮至烂熟,吃鸭、蒜并喝汤,间断食用,对各种慢性病水肿者均宜。

蛙肉:补虚、利水、消肿,适宜体虚水肿、营养不良性水肿等病人服食。民间习惯将蛙肉去内脏,煮熟,加入白糖,每次吃 1 只,每日吃 1～2 次,连续食用。

此外,水肿病人还宜多吃山药、薏苡仁、白扁豆、四季豆、西瓜、竹笋、葡萄、青鱼、鲢鱼、田螺、大麦、玉米等食物。

第十六节　食物对癃闭的食疗验方

一、茶对癃闭的食疗验方

◎ 旱莲石苇汤

　　对症食疗:治小便不通。

　　用量配方:旱莲草 35 克,大石苇 30 克,好茶叶 40 克,杨树根须不
　　　　　　　拘量。

　　制作方法:水煎服。

　　食用方法:每日 1 剂。

二、蒜对癃闭的食疗验方

◎ 蒜盐栀子外敷方

　　对症食疗:治癃闭。

　　用量配方:栀子 4 枚,独头蒜 2 头,盐少许。

　　制作方法:将上述 3 味一并捣烂,摊在纸上。

　　使用方法:贴在肚脐上,每日换 1 次。

三、姜对癃闭的食疗验方

◎ 立效方

　　对症食疗:治小便不通。

　　用量配方:灯芯 2 束,生姜 15 克,黑铅锉为末 1.5 克。

　　制作方法:将上药加入水 70 毫升,煎取 35 毫升,去渣取汁。

　　使用方法:取葱 1 根,用文火烧热,拍破,先安脐内,后顿服其药。

第十七节 食物对前列腺炎的食疗验方

一、茶对前列腺炎的食疗验方

◎ 糖谷老茶

　　对症食疗：治尿道炎，小便不利，水肿等症。

　　用量配方：糖谷老茶 30 克。

　　制作方法：用茶水煎取汁。

　　食用方法：代茶频饮。

二、醋对前列腺炎的食疗验方

◎ 水芝醋丸方

　　对症食疗：治前列腺炎。症见：下焦真气虚弱，小便频多，日夜
　　　　　　　无度。

　　用量配方：猪肚 1 具，莲实、醋各适量。

　　制作方法：将莲实去皮，用好酒浸泡 2 夜；把酒莲实放入猪肚内，
　　　　　　　加水煮熟，取出酒莲实焙干，捣为细末，加醋煮糊和
　　　　　　　丸，如梧桐子大。

　　食用方法：每次服 30 丸，食前用温酒送下。

三、蒜对前列腺炎的食疗验方

◎ 黄连大蒜疗方

　　对症食疗：治慢性前列腺炎。

　　用量配方：5% 小檗碱(黄连素)50 毫升，大蒜汁 50 毫升。

　　制作方法：将上药混合后缓慢灌肠。灌完后令病人坐起 5 分钟，以
　　　　　　　免药液流入结肠，然后取仰卧位，腰部垫高 10 厘米。

　　使用方法：每日 1 次，每次 30 分钟，灌 10 次为 1 个疗程，休息 5～7
　　　　　　　天后再进行第 2 个疗程。

　　注意事项：大蒜配合黄连素，有较强解毒消炎作用，通过灌肠等局
　　　　　　　部给药法，使药物直达病症处。

四、姜对前列腺炎的食疗验方

◎ 地肤子姜汤

　　对症食疗：治前列腺炎。症见：诸病后体虚触热，热结下焦，遂成淋

疾,小便赤涩,数起少出,茎痛如刺,或尿出血,并皆治之。

用量配方: 地肤子、猪苓各 12 克,海藻洗去碱、甘草梢、瞿麦去梗、通草、黄芩、知母、枳实麸炒、黄麻、葵花子各 15 克,生姜 20 克。

制作方法: 将上述药水煎,滤取煎液。

使用方法: 不拘时服用。

第十八节　食物对阳痿的食疗验方

一、茶对阳痿的食疗验方

◎ 壮阳茶

对症食疗: 治阳痿并有精神委靡不振、乏力、四肢不温者。

用量配方: 红茶 30 克,白矾(玉米粒大)1 块。

制作方法: 将白矾放入红茶内,用沸水冲泡,加盖焖 10 分钟即可。

食用方法: 每晚 1 剂,一次服完。

二、蒜对阳痿的食疗验方

◎ 大蒜炖羊肉

对症食疗: 治肾虚阳痿、腰膝冷痛。

用量配方: 羊肉 500 克,大蒜 100 克(去皮)。

制作方法: 将羊肉切块,加入蒜、水,用文火炖熟,加入食盐调味,佐膳。

使用方法: 吃肉喝汤。

注意事项:《滇南本草》认为,大蒜能"祛寒痰,兴阳道,泄精,解水毒"。《日用本草》记载:羊肉能"治腰膝羸弱,壮筋骨,厚肠胃"。2 味合用有暖腰膝、补肾气的功效。

三、葱对阳痿的食疗验方

◎ 治阳痿

大葱子 10 克、韭菜子 10 克,加入适量水,煎汁去渣,放入粳米 100 克,用文火煮成粥,可作早餐或点心食用。或用葱白 100 克,青虾 250 克,洗净。用素油煸炒青虾,放入黄酒、盐等调料,最后加入葱白炒熟,起锅装盘,可佐餐食用。

四、姜对阳痿的食疗验方

◎ 姜附烧狗肉方

对症食疗：温肾散寒。治阳痿、夜尿频数、四肢冰冷。

用量配方：生姜、附片各适量,狗肉若干。

制作方法：把狗肉洗净,切成小块;生姜煨熟备用。

使用方法：将熟附片放入锅内,加水熬煎 2 小时,然后放入狗肉、大蒜和生姜,加水用文火煨炖至狗肉熟烂,分多餐食用。

注意事项：感冒病人禁食,一次不宜食用太多。

五、酒对阳痿的食疗验方

苦瓜子若干、黄酒适量。将苦瓜子炒熟,研成细末,装入瓶内。每日服 2～3 次,每次服 10 克,用黄酒送服。服 10 日为 1 个疗程。

六、枸杞子对阳痿的食疗验方

◎ 枸杞子决明子枯草汤

对症食疗：治阳痿。

用量配方：枸杞子 20 克,夏枯草 15 克,决明子 15 克。

制作方法：将上述 3 味一起放入锅中,加水适量煎汤。

使用方法：去药渣饮汤，每日 1 剂，连服 5～7 日为 1 个疗程。

七、阳痿病人适宜的食物

阳痿病人宜选择食用以下食物：

麻雀肉：性温,味甘,有壮阳益精、暖腰膝、缩小便的作用,肾阳不足型阳痿者宜常食之。古人云："冬三月食之,起阳道,令人有子。"唐代著名食医孟诜亦说："其肉十月以后,正月以前食之,续五脏不足气,助阳道,益精髓,宜常食之,不可停辍。"据宋代药学家苏颂介绍："今人取雀肉,和蛇床子熬膏,和药丸服,补下有效,谓之驿马丸,此法起于唐世,云明皇常服之有验。"所谓"补下",是指治疗阳痿或性欲减退症而言。

麻雀蛋：也称雀卵。性温,味甘咸,能补肾阳、益精血。《别录》中说它"主下气,男子阳痿不起"。南朝·陶弘景还说："雀卵和天雄服之,令茎不衰。"《本草经疏》亦载："雀卵性温,补暖命门之阳气,则阴自热而强,精自足而有子也。"在《本草述》中有一方,名"雀卵丸",是用于专门

"治男子阳痿：菟丝子末一斤，于春二三月取麻雀卵五百个，去黄用白，和丸梧子大，每八十丸，空心盐汤或酒下。"

海参：性温，味咸，有补肾、益精、养血、润燥之功。凡肾阳不足型，或肾阴虚损型，或心脾两虚型的阳痿病人，均宜食用。《药性考》云：海参"降火滋肾，除劳怯症"。《本草从新》和《食物宜忌》中均有记载："补肾益精，壮阳疗痿。"故凡虚弱之人阳痿者，食之颇宜。

海马：性温，味甘，有补肾壮阳作用，适宜肾阳不足型阳痿病人服食，用时多用酒制。现代研究发现，海马提取物有雄性激素样的作用。明代药学家李时珍曾说过："海马雌雄成对，其性温暖，颇有交感之义，房中方术多用之。"《本草新编》中载道："海马，入肾经命门，专善兴阳，功用不亚于腽肭脐（即海狗肾），海马不论雌雄，皆能勃兴阳道。"凡肾虚阳痿者，宜用海马1对，炙焦研粉，每服3克，日服3次，黄酒送下。另有海龙，善于补肾壮阳，专治阳痿。《本草纲目拾遗》有"功倍海马"之说，《中药鉴别手册》亦说："补肾壮附，治阳痿、不育。"服时可用海龙以黄酒润透，微火烘烤至黄色酥脆，再以白酒浸泡半月后，每晚睡前饮服1小盅。

虾：无论河虾或海虾，鲜用均有补气健胃、暖肾壮阳的作用，肾虚阳痿病人宜食。明·李时珍说它"壮阳道"，清·王孟英认为虾能"通督壮阳"，《本草纲目》中有一"补肾兴阳"方，就是选用虾米与蛤蚧、茴香、蜀椒研为粗末服用。

淡菜：能补肝肾、益精血，凡肾虚阳痿者宜常食之。《日华诸家本草》早有记载："淡菜煮熟食之，能补五脏，益阳事。"《随息居饮食谱》亦云："补肾，益血填精，治阳痿阴冷。"民间对肾虚阳痿者，常用淡菜50克，狗肾1具，煎煮至熟烂，1日服完。

泥鳅：性平，味甘，凡体质虚弱的阳痿病人均宜食用。《随息居饮食谱》认为，泥鳅能"暖胃壮阳"，《濒湖集简方》亦载："治阳事不举，泥鳅煮食之。"民间常用泥鳅250克，去内脏，切成小段，放入油、盐、姜、葱、蒜、花椒、胡椒适量，共煮成菜食用，连吃10～15天，治疗阳痿、早泄诸症。

蚕蛹：性温，味咸，有补肾、强精、壮阳之功，能治男子阳痿滑精、夜尿颇多、腰膝酸软等病。梁·陶弘景《名医别录》有"壮阳事，止泄精"之说，《本草纲目》亦载："蚕蛾性淫，出茧即媾……故强阴益精用之。"对于阳痿之人，民间将蚕蛹用食油炸熟，每晚服1次，用少许枸杞酒送下，1周后即可见效；也有用蚕蛹炖核桃肉，每次食蚕蛹50克，核桃肉20克，常服之。

海狗肾：又称腽肭脐，是雄性海狗或海豹的外生殖器。性热，味咸，能暖肾壮阳、益精补髓，肾阳不足型阳痿病人食之最宜。《海药本草》早已记载："主五劳七伤，阳痿少力，肾气衰弱，面黑精冷。"民间多用海狗肾1具，配合肉苁蓉50克，用白酒500毫升浸泡，1周后饮酒，每日饮3次，每次约10毫升。

乌龟肉：性平，味甘咸，有益阴补血的作用。早在《名医别录》中就有记载："肉作羹臛，大补。"《日用本草》亦云："大补阴虚。"对肾阴虚损型阳痿之人，宜食之。乌龟的甲壳经熬煮后即成龟板胶，功同龟肉，尤能滋阴。元代名医朱丹溪认为，它更善于治痿，因为其滋肝肾之阴的作用更好，对于肾阴虚损的阳痿者，食之亦宜。

鹌鹑蛋：民间有用鹌鹑蛋治疗阳痿的方法，取鹌鹑蛋每次5个，煮食或用油盐炒食，再适量喝些黄酒，每日服2次，连吃10～15天。认为此法具有壮阳补肾作用，对肾阳虚的阳痿病人最适宜。

鳗鲡：性平，味甘，最能补虚。《本草汇言》中曾说道："食之又能补肾脏，壮虚羸。"《经验广集》载有一方，名"鳗鱼丸"，就是用大鳗鱼蒸后研末为丸，"治男女一切虚劳弱症"。《日华诸家本草》中还说："鳗鲡治劳，补不足，暖腰膝，起阳。"明确说明它有治疗阳痿不举的功效，尤其是对肾阴虚损型和心脾两虚型阳痿之人，更为适宜。

蛤蚧：性平，味咸，有补肺益肾的作用。明代李时珍评价蛤蚧时说："补肺气，定喘止咳，功同人参，益阴血，助精扶羸，功同羊肉。"可谓蛤蚧功兼人参、羊肉之用。《本草纲目》说它能"助阳道"。《本草求真》亦云："大助命门相火，故书载为房术要药。"凡虚弱阳痿之人均宜食用，民间习惯吃法是以蛤蚧1对，浸入白酒中，半月后饮用，每晚服1次，每次服25毫升。

韭菜：性温，味辛，有温中、行气、散血的作用，同时也能温肾壮阳，对肾阳不足型阳痿和肝气郁结型阳痿最适宜。《食鉴本草》云："韭菜，煮食归肾壮阳。止泄精，暖腰膝。"《方脉正宗》有一法，"治阳虚肾冷，阳道不振，或腰膝冷疼，遗精梦泄"之症，用"韭菜白八两，胡桃肉（去皮）二两，同脂麻油炒熟，日食之，服一月"。中医学认为，肾主闭藏，肝主疏泄，思想无穷，入房太甚，发为筋痿。食用韭菜能行气散血，肝气郁结而阳痿者，食之亦宜。

韭子：有补益肝肾、壮阳固精的作用，适宜肾阳不足型阳痿者服食。《滇南本草》记载："韭子补肝肾，暖腰膝，兴阳道，治阳痿。"《本草备要》亦云："韭子辛甘而温，补肝肾，助命门，暖腰膝，治筋痿遗尿。"《玉楸药解》中还说："韭子温补肝肾，治宗筋下痿。"这些论述都是指阳痿症而言。

凉粉果：俗称木馒头。性平，味甘，为壮阳果品，有下乳汁、壮阳、固精、暖腰膝的作用。《本草图经》曾有记载，说它"能壮阳道"。上海一带民间对阳痿遗精之人，常用"凉粉果4钱，葎草4钱，煎服，连服半个月"

枸杞：性平，味甘，有滋补肝肾之阴的作用。古人云：离家千里，勿食枸杞。是指枸杞有助阳动性之功。《实用中医学》认为："补肝以养血，益精能助阳，适用于肝肾阴亏，阳痿遗精。"

肉苁蓉：性温，味甘酸咸，能补肾、益精，对肾阳不足或肾阴虚损的阳痿之人，均宜食用。《神农本草经》曾有记载，说它"主五劳七伤，养五脏，强阴，益精气"。历代医家都认为，肉苁蓉有医治阳痿之功。《日华诸家本草》云："治男绝阳不兴，男子泄精。"《药性论》亦说："壮阳，大补益。"《本草汇言》还指出："肉苁蓉，养命门，滋肾气，补精血之药也，男子丹元虚冷而阳道久沉，此乃平补之剂，温而不热，补而不峻，暖而不燥，滑而不泄。"凡属虚弱阳痿者，食之均宜。

锁阳：性温，味甘，是传统医学中最常用的医治阳痿的药食兼用之品。《本草原始》记载："补阴血虚火，兴阳固精，强阴益髓。"锁阳主产地在内蒙古，《内蒙古中草药》云："治阳痿遗精，腰腿酸软，神经衰弱。"当地民间通常用锁阳配合山药、肉苁蓉、茯苓等一起煎水服用，或单用锁阳煮粥食。

紫河车：俗称胎盘。性温，味甘咸，能大补气血，疗诸虚百损。《现代实用中药》认为，紫河车能"用于神经衰弱、阳痿、不孕"。据药理试验证实，胎盘能产生促性腺激素，对睾丸有兴奋作用，能产生雄激素。因胎盘补虚，对虚弱体质的阳痿病人，尤为适宜。

人参：性温，味甘微苦，能大补元气、强壮身体。明·李时珍说它能"治男女一切虚证"。故体虚阳痿者宜之，而肝气郁结型和肝经湿热型阳痿忌食。据《中医杂志》、《药学学报》等临床报道：人参具有增强性腺功能的作用，对于麻痹型、早泄型阳痿有显著疗效，但对精神型阳痿无效，对因神经衰弱所引起的皮质性和脊髓性阳痿也有一定治疗效果。

大麦芽：适宜肝气郁结型阳痿者煎水代茶常饮。麦芽有疏肝理气作用，近代名医张锡纯曾评价过："麦芽虽为脾胃之药，而实善舒肝气。夫肝主疏泄；为肾行气，为其力能舒肝，善助肝术疏泄以行肾气。"正因如此，肝郁阳痿者食之最适宜。

冬虫夏草：对肾阳不足，或肾阴虚损，或心脾两虚，气血不足的体虚阳痿者均适宜。它能补虚损，益精气。《药性考》云："秘精益气，专补命门。"《现代实用中药》也称："适宜……阳痿遗精。"云南民间习惯用冬虫夏草15～30克，炖肉或炖鸡服。

此外，肾阳不足而阳痿者，还宜吃些胡桃肉、栗子、牛鞭、雄鸡肝；民间还有吃昆虫食品（蜻蜓、蟋蟀等）的习惯。肾阴虚损而阳痿者，还宜吃些甲鱼、鸭子、蛙肉、蚌肉、蚬肉、牡蛎肉、乌贼鱼、干贝、桑椹、芋头、枸杞、山药、地黄、白首乌、哈士蟆油等。心脾两虚，气血不足而阳痿者，又宜吃些银耳、燕窝、大枣、龙眼肉、蜂王浆、牛肉、粳米、米油、莲子、栗子、山药、柏子仁、胡桃仁、松子仁、蚕豆、黄豆制品等。肝气郁结型阳痿者还宜吃金针菜、金橘饼、佛手柑、鲜橘汁等。肝经湿热而阳痿者，还宜吃些清淡利湿的冬瓜、瓠子、丝瓜、薏苡仁、西瓜、赤小豆、绿豆、白扁豆、黄瓜、苦瓜、菜瓜、茼蒿、菊花脑、马兰头、乌鱼、田螺、玉米须等食物。

第十九节　食物对糖尿病的食疗验方

糖尿病的病理原因，主要表现为内分泌混乱、消渴和尿糖。在人体正常代谢时，糖应被人体所吸收，而糖尿病病人是将糖排出体外。表现为能吃能喝，四肢无力，后期综合征时能达到皮肤红疹，眼睛失明，肾衰竭，导致死亡。

糖尿病病人的病原多数与不良的饮食习惯有关，主要表现在偏食，常年喜欢吃某种食品；甜食热量大的食物摄入多，特别是白米、白面、淀粉"三白食品"摄入量大；吃饭不喝水或少喝水；饭后即活动，劳累。另外，盐分大，苏打、食碱、明矾等化学食物摄入多也是发病原因之一。糖尿病属于一种慢性病，一旦患上很难彻底治愈，只能控制血糖，减少病痛。

073

一、茶对糖尿病的食疗验方

◎ 清蒸茶

对症食疗：健脾祛湿，清热利尿。治疗糖尿病消渴、饮水不止。

用量配方：鲫鱼 500 克，绿茶适量。

制作方法：将鱼去鳃及内脏，保留鱼鳞，鱼腹内填满绿茶，放入盘中，上笼清蒸，蒸至鱼熟透即成。

食用方法：淡食鱼肉，不加佐料。

二、醋对糖尿病的食疗验方

◎ 黄豆醋方

对症食疗：治疗糖尿病。

用量配方：黄豆 100 克，醋 110 毫升。

制作方法：将黄豆洗净晾干，浸入醋中，加盖密封，8 天后开启食用。

食用方法：每日食用 3～6 次，每次服 3 粒，常食有效。

三、蒜对糖尿病的食疗验方

◎ 蒜盐茶饮

对症食疗：治糖尿病、肠胃炎。

用量配方：大蒜 10 克，茶叶 10 克，食盐 2 克。

制作方法：将大蒜捣为泥，加入茶叶、食盐，用文火炒 5 分钟，冲入沸水，焖泡片刻便可茶饮。

四、姜对糖尿病的食疗验方

◎ 姜末鱼胆汁汤

对症食疗：清胃泻火，治消渴病，多食易饮，形体消瘦，大便干燥，苔黄，脉滑实有力。

用量配方：干生姜末 50 克，鲫鱼胆 3 个。

制作方法：取胆汁调和姜末成药丸。

使用方法：每次服 5～6 丸，用米汤送下。

五、糖尿病病人适宜的食物

糖尿病病人宜食以下食物：

南瓜：适宜作为糖尿病病人的特效食品。南瓜的糖类（碳水化合物）主要是淀粉和糖，可作为粮食的代用品。由于南瓜含有大量的维生素 A 原，使胰脏功能增加，促进胰岛素分泌，改善体质，对糖尿病有效。每天可用鲜南瓜 250～500 克，加水煮熟食用，分两次食完，疗程不限。

　　苦瓜：俗称癞葡萄,性寒,其味甘中带苦,它含有一种胰岛素样的物质,叫作"多肽－ρ",它具有同胰岛素一样的效果,适宜糖尿病病人食用,有明显的降糖作用。可用新鲜苦瓜做菜吃,每餐100克,每日服3次。据报道,某医院用苦瓜制剂治疗糖尿病病人数百例,治愈率高达30%,有效率达80%。

　　西瓜皮：糖尿病病人口渴、小便混浊者,宜吃西瓜皮,它具有清热、解渴和利尿作用。可用新鲜西瓜皮炒熟做菜,也可与冬瓜皮等量煎汤喝。

　　冬瓜：味道清淡,肉质柔软,有独特的清凉感,能清热解毒,是糖尿病病人理想的蔬菜。可用冬瓜1 000克,略加水煮熟,绞取汁常服。有一种民间药用的冬瓜水,是将冬瓜连皮切碎,放入瓦罐中存放1年以上,供糖尿病病人饮用。

　　冬瓜皮：消渴不止,小便多的糖尿病病人宜多食常食冬瓜皮,有止渴作用。民间常用新鲜冬瓜皮50～100克,配合麦门冬30～60克,黄连5～10克,一起煎沸取汁,每日分2～3次饮用。也有用新鲜冬瓜皮、西瓜皮、天花粉各30～60克,煎水代茶饮。

　　山药：能补肾益精,健脾益肺,而且营养极为丰富,含有植物蛋白质和19种氨基酸以及多种微量元素。每日吃山药,可以使细胞活力旺盛,对防治糖尿病有疗效,尤其适宜下消肾虚的糖尿病病人食用。据史料记载,上海天厨味精创始人吴蕴初曾留学日本,精通化学,因患糖尿病,注射胰岛素无效。后来服用山药,自服山药后,尿中糖分逐渐减少,不久疾病即痊愈。

　　黄豆：不仅营养价值很高,含40%～50%植物蛋白质,还含有多种微量元素,同时还含有一种"抑胰酶"的化学物质,对糖尿病有一定的治疗作用。所以,它是糖尿病病人食疗佳品之一。但消渴之人服食黄豆,不宜炒爆食用,以免助热上火。宜用水煮食,或制成豆浆、豆腐、百页等各种豆制品食用。

　　芹菜：是一种含糖量很低的清淡蔬菜。民间一直流传,用以治疗糖尿病,常以鲜芹菜500克,洗净捣汁,分2次饮用,坚持服食,有一定效果。

　　蕹菜：俗称空心菜。能清热凉血,适宜消渴病人服食。糖尿病病人因代谢紊乱,蛋白质丢失过多,蕹菜所含的丰富蛋白质能代为补充,而所含维生素 B₁ 又可帮助糖的代谢作用,这对防治糖尿病有益。

豆苗: 又称豌豆头。能防治糖尿病。胰岛素失调,使血糖增高,这是糖尿病病人糖代谢紊乱所致。多吃豆苗等绿色蔬菜,可控制糖的摄入,而且豆苗所含的丰富蛋白质能补充因代谢紊乱而失去的蛋白质,使病情逐渐控制。民间常用鲜嫩豆苗,洗净捣烂绞汁,每次约半杯,每日 2 次饮用。

菠菜: 含有丰富的维生素及微量元素,享有"绿色蔬菜之王"的美誉,适宜糖尿病病人消渴饮水无度者食用。民间有以鲜菠菜连根 100～150 克,与干鸡肫皮 15 克,水煎取汁,每日 2～3 次饮服,能促进胰岛素分泌的作用。

豇豆: 糖尿病是由于胰岛素分泌不足,不能降低血糖,引起糖尿病,从而出现多尿和口渴等情况。常吃多吃豇豆对口渴多尿等症皆有疗效。《食物中药与便方》中有载:"糖尿病,口渴,小便多,用带壳豇豆 30～60 克,水煎,每日 1 次,喝汤吃豆。"

枸杞头: 又名枸杞菜。有清热凉血解毒作用,是糖尿病病人的清火止渴佳蔬,适宜消渴病人食用。可用枸杞的嫩头苗,不拘多少,洗净后烹炒做菜吃或煨汤喝。

洋葱: 洋葱所含的挥发油可降血糖,每餐可炒食 1 个,每日食 2 次,炒时以嫩脆为佳,不宜煮烂食用。

菊芋: 俗称洋生姜。有清热解毒作用,对糖尿病有效。既可用菊芋腌制作小菜吃,又可用鲜菊芋 30～60 克,水煎作汤喝。

鲜藕: 含有丰富的淀粉、鞣质、维生素 B、维生素 C 和植物纤维等。鲜藕的植物纤维能刺激肠道,促进有害物质的排出,减少胆固醇和血糖值,具有预防糖尿病的作用。糖尿病病人宜生食或饮用鲜藕汁。

豆腐: 含有丰富的蛋白质,而脂肪和糖分较少,每百克豆腐中含糖分 2.7 克左右,是糖尿病病人的最好食品之一。中医学认为,豆腐能清热、生津、润燥、止渴,所以,消渴病人宜常吃豆腐。

蘑菇: 含丰富的蛋白质、多种维生素、植物纤维,能增强身体抗病能力。据动物实验报道,蘑菇培养液还有抗菌、降低血糖作用,糖尿病病人宜食之。常以蘑菇为菜或煮汁饮用,有益于改善糖尿病症状。

草菇: 草菇因含有丰富的纤维素,能减少人体对糖类(碳水化合物)的吸收,对糖尿病病人有一定的辅助治疗作用。

金针菜：是含糖量和脂肪量极低，而富含蛋白质、粗纤维、维生素的营养食品，最适宜糖尿病病人食用。

黑木耳：属低糖低脂肪食品，而蛋白质、维生素、植物纤维含量却很高，这对糖尿病病人极为有利，消渴病人宜常食之。

青菜：含糖量很低，每 100 克约含糖分 2.4 克左右，糖尿病病人宜多吃常吃，以蔬菜充饥。

荠菜：是一种低糖佳蔬，其含糖量约为 3.1%，消渴病人宜常食用。

番茄：含有丰富的维生素 C，而糖分仅含 2.2%，所以糖尿病病人宜食用。

小麦麸：是一种高纤维食物，糖尿病病人宜食用，有辅助治疗糖尿病的作用。据《浙江医学》介绍，用 60% 小麦麸、40% 面粉拌和鸡蛋做成食品服食，不用其他药物，治疗 13 例糖尿病病人，有效率达 73%。

玉米须：据叶橘泉教授《食物中药与便方》介绍，玉米须有降低血糖作用，可用它煎水代茶饮。

猪胰：俗称夹肝、联贴。糖尿病病人宜食之。民间常用猪胰（牛胰、羊胰也可）数个洗净，切碎，焙干后研成细末，每日服 3 次，每次服 3～5 克，用温开水冲服。也有用猪胰 1 个，山药 200 克，加适量水炖熟，用食盐调味，每日 1 次，分 4 次食用。

雉肉：俗称野鸡肉。含糖量及脂肪量均低，含丰富的蛋白质。《饮膳正要》载："治消渴口干，小便频数。"唐代《食医心镜》亦云："治消渴饮水无度，小便多，口干渴：雉一只，细切，和盐、豉做羹食。"

蚕蛹：是一种高蛋白食物。《本草纲目》载："为末饮服，止消渴。"《食用中药与便方》也介绍："消渴尿频，糖尿病：带蛹蚕茧 10 个，水煎服。"糖尿病病人宜食之。

海参：能补肾益精，治小便频数，尤以下消者为宜。民间常用海参、鸡蛋、猪胰各 1 个，煮熟，酱油蘸食，隔日服 1 次。

黄鳝：据分析，鳝鱼体内含有降糖成分，它又是一种高蛋白低糖食物，糖尿病病人宜食。

泥鳅：含丰富的蛋白质和多种维生素、矿物质，有较好的补益作用。补而能清，诸病不忌，也是糖尿病病人的食疗佳品。

田螺：性大寒，能清热、止渴，适宜糖尿病病人食用。中国药科大学叶橘泉教授介绍：消渴饮水，日夜不止，小便频数，包括糖尿病病人，用田螺数百只,养清水中漂去泥,换置清水中浸一夜,取其水煮一沸,每日饮此水。

蛤蜊:性寒,味咸,能滋阴、治消渴。《本草经疏》中记载:"蛤蜊其性滋润而助津液,故能润五脏,止消渴。"适宜糖尿病口渴者食用。

瓠子:性寒,有清热、止渴、除烦的作用,可治烦热口渴的糖尿病。《千金·食治》云:"主消渴。"《唐本草》亦载:"止渴消热。"

枸杞子:能滋肾阴,治消渴。元代名医王好古曾说:"枸杞子主渴而引饮,肾病消肿。"所以,对下消之人尤宜。据有关实验证明,枸杞子能使血糖下降的作用,血糖过高,可以引起身体功能虚性亢进,枸杞子能滋阴降火,就是降低血糖的效果。民间常用枸杞子一味,蒸熟后嚼碎吃,每次服3克,每日服2~3次;也可用枸杞子15克,每日煎汤或用沸水冲泡代茶饮。

桑椹:古人认为,桑椹可治消渴病。如《唐本草》云:"单食主消渴。"清代食医王孟英《随息居饮食谱》亦载:"桑椹滋肝肾,充血液,止消渴。"

草莓:据《食物中药与便方》介绍:"糖尿病,消渴尿多:鲜草莓频频食之。"但毕竟含有一定糖分,应当适量食用。

槐花:能清热、凉血。《东北药植志》载:"治疗糖尿病的视网膜炎。"民间常用鲜槐花适量,烹炒做菜食之,对糖尿病并发视网膜炎的病人,尤为适宜。

蜂乳:俗称蜂王浆。据研究,蜂乳中含有胰岛素样物质,能增强人体内胰岛素的降血糖作用。

米醋:欧美及日本等国,已将醋列为"长寿饮料",喝醋蔚然成风,糖尿病病人也宜食用。据高允旺《偏方治大病》介绍:取生鸡蛋5个,打碎置碗中,加入米醋150毫升调和,泡约36小时,再用醋、蜂蜜各250毫升与原来的醋蛋液和匀,每日早晚口服15毫升。根据实验报道,此法可改善机体酸碱平衡,促进人体内分泌功能,使各腺体分泌正常,连续服用确见效果。

牛奶:能补虚损、养肺胃、生津液、止消渴。古代《广利方》中记载:"治消渴,心脾中热,下焦虚冷,小便多,渐羸瘦:生牛、羊乳,渴即饮三四合。"牛奶是一种低糖饮食,其含糖量约为4.8%,糖尿病病人宜食用。

羊乳:有温润补虚作用,其蛋白质和脂肪含量比牛奶高,而含糖量也仅有4.8%,能治消渴。《药性论》记载:羊乳"润心肺,治消渴"。《食疗本草》亦云："补肺、肾气,亦主消渴。"

马乳:性凉,味甘,能补血润燥、清热止渴,适宜消渴病人服食。《唐本草》载:"马乳止渴疗热。"《随息居饮食谱》中还说:"马乳功同牛乳而性凉不腻,补血润燥之外,善清胆、胃之热,止消渴。"

茶叶:对糖尿病有一定效果。日本医学博士小川吾七郎等人,在《茶叶新闻》杂志上称,他们对10名糖尿病病人进行试验,饮茶对慢性糖尿病有显著疗效;对中等程度和轻度糖尿病病人来说,能使尿糖减少,或者完全消失,具备类似胰岛素的作用;对严重程度的糖尿病,要使尿糖全部消失是困难的,但可以使尿糖降低,减轻各种主要症状。

除以上食品之外,糖尿病病人还宜食用燕麦、番薯藤、南瓜子、胡桃、猪腰、羊肾、乌贼、兔肉、禽蛋、鲢鱼、鲫鱼、鳕鱼、猪瘦肉、牛肉、鸭肉、鸡肉、茼蒿、菊花脑、水芹菜、丝瓜、萝卜、胡萝卜、黄瓜、菜瓜、慈姑、茭白、百合、芝麻、香葶、猴头菇、金针菇、植物油、豆浆、腐竹、茯苓、灵芝、银耳、黄芪、西洋参、黄精等食物。

第二十节　食物对痹症的食疗验方

一、茶对痹症的食疗验方

◎ 苦丁茶

对症食疗:治风湿痹痛,跌打损伤;肺虚咳嗽,咽干。

用量配方:枸骨叶500克,茶叶500克。

制作方法:将上述2味晒干,共研粗末,和匀,加入适量面粉制成合剂,用模具制压成方块状,每块重约4克,烘干即成,瓷罐密储备用;或取枸骨叶与茶叶各等份,共研粗末,用滤泡纸袋分装,每袋4克。

食用方法:每日服2次,每次取1块或1袋,用沸水冲泡10分钟,温服。

注意事项:该茶中枸骨叶含有咖啡碱、皂苷、鞣质等成分,具有扩张血管、改善血液循环的作用。

二、醋对痹症的食疗验方

◎ 陈醋散

对症食疗:治风湿性关节炎。

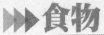

用量配方：老陈醋 150 毫升。

制作方法：将陈醋置铁勺内，用麻秸火煎沸。

使用方法：每晚熏蒸 1 小时左右，上煎汁连用 1 周。

三、蒜对痹症的食疗验方

◎ 蒜瓣透骨草

对症食疗：治风湿性关节炎，筋骨、关节疼痛肿胀，跌打损伤、瘀血肿痛。

用量配方：透骨草、艾秆、天麻、苇草根各适量。

使用方法：将上述 4 味药物放入锅内水煎，然后反复熏洗患部，以不烫为度，药温降低时再加温。

四、葱对痹症的食疗验方

◎ 治痹症

连根带须老葱 15 克，洗净；薏苡仁 30 克，一起放入锅内，加水煎煮，取汁分 2 次服用。每日 1 剂，连服 7 日。

另一方：陈醋 1 500 毫升，煎沸后放入洗净切段的白葱 500 克，再煎沸，滤去葱白，用布浸药液，乘热裹在关节疼痛处。

五、姜对痹症的食疗验方

◎ 干姜薏苡仁粥

对症食疗：温经通络止痛，主治痛痹。

用量配方：干姜 9 克，薏苡仁、白糖各 50 克。

制作方法：先将干姜、薏苡仁加水适量煮烂成粥，再调入白糖服食。

使用方法：每日 1 次，连服 1 个月。

六、痹症病人适宜的食物

薏苡仁：俗称六谷米。具有利湿除痹的作用，是中医最常用的治痹食品。早在 2 000 多年前的《神农本草经》中就有记载："薏苡仁主筋急拘挛，不可屈伸，风湿痹。"明·李时珍曾介绍治疗痹症的两种方法：一是薏苡仁为末，同粳米煮粥，日日食之，可以去风湿，强筋骨，健脾胃；二是"薏苡仁粉，同曲米酿酒，或袋盛煮酒饮之。"可见久痹之人，宜常食薏苡仁。

蛇肉：无论有毒蛇或是无毒蛇，蛇肉无毒，皆可食用。历代医家均认为蛇为祛风湿、通经络、透筋骨之上品。《本草经疏》说："蛇性走窜，亦善行而无处不到。"凡风湿顽痹，骨节疼痛者均宜食用。以蛇浸酒饮用，更为适宜。

黄鳝：性温，味甘，能补虚损、除风湿、强筋骨，有治疗风寒湿痹的作用。唐代食医孟诜说："补五脏，逐十二风邪，治风湿。"《本草经疏》也记载："黄鳝甘温能通经脉，疗风邪。"痹证者宜常食之。

樱桃：性温，味甘，有益气、祛风湿的功效，可治四肢关节酸痛，尤以浸酒食用为宜。《滇南本草》中记载："樱桃，治一切虚证，能大补元气，滋润皮肤；浸酒服之，治左瘫右痪，四肢不仁，风湿腰腿疼痛。"

葡萄：适宜痹证者浸酒服食，它有补气血、强筋骨的作用。早在《神农本草经》中已有记载，说它："主筋骨湿痹，益气倍力，令人肥健耐饥，忍风寒，可作酒。"《滇南本草》亦云："大补气血，舒筋活络，泡酒服之。"《百草镜》也认为葡萄能"治筋骨湿痛"。

木瓜：有舒筋活络的作用，中医常用以治疗风湿筋骨疼，腰膝酸痛等，著名的"虎骨木瓜酒"及"木瓜丸"等治疗风湿痹痛的效方，都以木瓜为主要成分。凡痹证病人，适宜将鲜果生吃，或作菜蔬，也可做成蜜饯食用。

生姜：性温，味辛，有较强的祛风散寒力，适宜感受风寒湿邪引起的关节酸痛、痹证初起者食用。马文飞《食物疗法》中曾介绍：治类风湿性关节炎，生姜、大葱、辣椒各 9 克，同面条煮食，趁热吃下，以出汗为度，连服 10 日，每日食 2 次。

桂皮：又叫肉桂，既是做肉类食品的佐料，又有散风寒、通血脉的作用，风寒湿痹者宜食之，民间多有应用。《本经》说它"利关节"，《别录》中称它"坚骨节，通血脉"。《日华子本草》认为：肉桂"治风痹骨节挛缩"。《本草纲目》记载"治寒痹"。由此可见，凡风痹、寒痹、湿痹病人，食用桂皮，均有益处。民间常用肉桂 3 克，配合生姜 9 克，煎水服，以治风湿痛。

葱白：性温，味辛，有散寒气、通血脉的功效。《别录》云："治伤寒骨肉痛。"唐·孟诜说它"通关节"。《用药心法》中载："通阳气，发散风邪。"明·李时珍称它"除风湿，身痛麻痹"。所以，葱白不仅是极为常用的调料，对风湿痹证也有治疗作用。

乌饭树叶：即南烛叶，中国江淮一带，每于寒食节，采树叶煮成乌饭食用,故名"乌饭树"。其果实味甜可食,叶有强筋骨作用。叶橘泉《食物中药与便方》中曾介绍:"血虚风痹,腰脚无力:春季采新叶、嫩枝,切细,加水熬浓汁去渣,加糖收膏,瓷瓶收储,每次用温水送服1匙,每日2次。"

曲酒:有通血脉、祛风寒、行药势、止痹痛、增进血液循环等作用。所以,很多治疗风湿筋骨痛的药方,常用白酒浸泡后饮服。风寒湿痹之人,宜少量常饮。正如《养生要集》中所说:"酒者,能益人,亦能损人。"

蜂王浆:据中国医学科学院《医学科学参考资料》介绍:治疗慢性风湿性关节炎,每日服用蜂王浆100毫升,连服3～6个月。一般在服用后第3～4周开始生效。

大豆卷:即大豆经发芽后晒干而成,有祛风湿、治痹证的作用。《本经》云:"主湿痹,痉挛,膝痛。"《长沙药解》认为:"大豆黄卷通腠理而逐湿痹,治痉挛膝痛之疾。"《本经疏证》中还说:"夫湿痹而痉挛膝痛,湿闭于下者宜升,湿不闭则筋自舒,筋既舒则膝不痛。既治痉挛,又欲其湿升者,舍大豆黄卷别无他矣。"治湿痹,《普济方》中有一法:大豆卷炒约600克,酥25克,为末,食前温水服1匙,1日2次。《日本动植物民间药》还记述:用黄豆1味煎水服,可治筋骨拘挛,膝痛湿痹。

此外,风寒湿痹者也宜食用胡椒、花椒、紫苏、辣椒、羊肉、狗肉等辛温性暖的食品。个别热痹之人,宜吃丝瓜、冬瓜、瓠子、苦瓜、绿豆、绿豆芽、赤小豆、豆腐、金银花、芦根、生地黄等消热除痹之物。

第二十一节 食物对头痛的食疗验方

一、茶对头痛的食疗验方

◎ 升麻三黄茶

　　对症食疗:治偏正头痛。

　　用量配方:升麻18克,生地15克,雨前茶12克,黄连3克,黄芩3
　　　　　　　克,柴胡8克,白芷6克。

　　制作方法:将上述药一起放入锅内,加水煎熬。

　　食用方法:取汁顿服。

二、蒜对头痛的食疗验方

◎ 大蒜汁滴液

　　对症食疗:治偏正头痛。

　　用量配方：大蒜适量。

　　制作方法：将大蒜捣成泥，然后绞取其汁。

　　使用方法：滴入鼻腔2～3滴，每日3次，连滴3～5日，流泪、头痛
　　　　　　　可减少次数。

三、葱对头痛的食疗验方

◎ 治风寒感冒头痛

　　葱白6克，细茶6克，核桃肉6克，共捣烂加水1杯，用文火煎成浓
汁，热饮，盖被发汗。

四、姜对头痛的食疗验方

◎ 姜糖茶

　　对症食疗：治头痛。

　　用量配方：生姜数片，茶叶1撮，红糖25克。

　　使用方法：水煎服，每日1剂，早晚分服。

第二十二节　食物对中暑的食疗验方

一、茶对中暑的食疗验方

◎ 珠兰茶

　　对症食疗：治夏季暑湿，头胀目昏，烦闷少食，口淡苔腻，小便
　　　　　　　短少。

　　用量配方：茶叶6克，珠兰3克，薄荷3克。

　　制作方法：将上述3味一起放入杯内，用开水冲泡饮服。

　　食用方法：每日1～2剂，分上、下午饮服。

二、醋对中暑的食疗验方

◎ 醋糖方

　　对症食疗：预防中暑。

　　用量配方：陈醋、白糖各适量。

　　制作方法：适量拌匀饮服。

三、蒜对中暑的食疗验方

◎ 大蒜食盐方

　　对症食疗：治中暑。

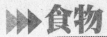
用量配方：大蒜 1 头，食盐 3 克。

使用方法：将大蒜去皮，捣成泥，加入盐和适量冷开水，调匀后
饮服。

四、葱对中暑的食疗验方

葱白适量，捣烂如泥，炒热用纱布包裹，趁热熨于脐下关元穴（前正
中线上，脐下 9 厘米）、气海穴（前正中线上，脐下 4.5 厘米），冷后再炒
热，再熨。

五、姜对中暑的食疗验方

◎ 生姜盐汤

对症食疗：解表醒神，治中暑。

用量配方：生姜 15 克，食盐 10～20 克。

制作方法：将上述 2 味同炒，炒至盐变黄色、姜微黑后，用水煎服。

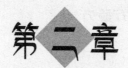

食物对外科疾病的食疗验方

　　本章所述外科疾病是指裸露在外的皮肤科,以及容易造成损害的跌打损伤骨科,或者因创伤造成出血、划伤、蚊虫叮咬、脓疱、病痈等疾病。

　　利用食物治疗外科疾病有许多简单易行的方法。例如,蚊虫叮咬后出现红肿,用 1 瓣大蒜切片,擦抹患处即可消炎、消肿、止疼、止痒;也可用生姜、米醋涂抹。若脚气、脚趾被细菌感染出现痒疼,可用 5% 的食醋水浸泡洗脚,也可用盐水浸泡洗脚,即可达到除病止痒的效果。

　　食物治病经济实用,节省开支,降低消费,节省时间,无不良反应。

第一节　食物对疖的食疗验方

一、茶对疖的食疗验方

◎ 鲫鱼绿茶方

　　　对症食疗:治糖尿病人患疖者。

　　　用量配方:鲜鲫鱼 200～250 克,绿茶 20～25 克。

　　　制作方法:将鲫鱼去鳞、鳃、内脏洗净后,在鱼腹内装入绿茶,放在盆内,上笼蒸熟即可。

　　　食用方法:不加盐食之。

二、醋对疖的食疗验方

◎ 五倍子腊醋方

　　　对症食疗:治疖。

　　　用量配方:五倍子 10 克,腊醋适量。

　　　制作方法:将五倍子烙干,研末,用腊醋调匀。

　　　使用方法:涂患处四周。

085

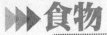
提高免疫力

三、蒜对疖的食疗验方

◎ 蒜豆方

　　对症食疗：治疖。

　　用量配方：大蒜 2 头，绿豆 15 克。

　　使用方法：将大蒜去皮与绿豆一起捣烂，涂患处，每日 1～2 次。

四、葱对疖的食疗验方

◎ 治疖痈

　　葱白 30 克，米粉 120 克，一起入锅炒黑，研末，用醋调匀，敷患处。每日 1 次。

　　另一方：葱白 15 克，生杏仁 9 克，共捣烂，加适量蜂蜜调成膏，外敷患处。每日 1 次，连敷数日。

五、姜对疖的食疗验方

◎ 姜芋饼

　　对症食疗：消肿解毒，治疖肿。

　　用量配方：生姜、芋艿、面粉各适量。

　　制作方法：将生姜捣烂绞出汁；芋艿去皮，捣烂如泥。把上述 2 味拌匀，加适量面粉制成软膏。

　　使用方法：取药膏摊于干净纱布上敷贴患处，每日换 1 次药。

　　注意事项：冬天要烤热后贴。

六、酒对疖的食疗验方

◎ 治疖肿、痈疽、疔疮

　　乙醇（酒精）200 毫升，松香 60 克。将松香研粉后放入乙醇（酒精）内加热溶解，瓶口密封备用。用干棉球蘸药液搽患处，每天搽 1～2 次。

七、生疖病人适宜的食物

　　患有痈疖疔毒之人宜吃以下食物：

　　绿豆：性凉，味甘。《本草用法研究》中记载："毒邪内炽，凡脏腑经络皮肤脾胃，无一不受毒扰，凡一切痈肿等症，无不用此奏效。"绿豆是一种极为有效的清热解毒食品，《本草汇言》说它"清暑热，静烦热，润燥热，解毒热"。所以，痈疖疔毒病人，宜用绿豆煨汤频饮，颇为有效。

　　绿豆皮：中医称为绿豆衣，一般取绿豆发芽后残留的皮壳晒干而得。性寒,味甘,其清热解毒之功胜于绿豆。患有痈疖疔毒的病人,宜用绿豆皮20～30克,煎水代茶饮,以清火解热毒。

苦瓜:性寒,有清暑、泻热、解毒作用。《滇南本草》载:"苦瓜治丹火毒气,疗恶疮结毒,或遍身已成芝麻疔疮疼痛难忍。能泻六经实火。"所以,凡痈疖疔毒病人,宜用苦瓜煨汤服。

冬瓜:性凉,味甘淡,在我国民间常用冬瓜熬汤喝,认为有消暑、清凉、解毒的作用,尤其适宜火热之邪的痈疖疔毒之人。古代《日华子本草》载:冬瓜"除烦,治胸膈热,消热毒痈肿。"不仅如此,《本草衍义》中还介绍:"患发背及一切痈疽,削一大块置疮上,热则易之,分散热毒气。"

丝瓜:性属寒凉之物,有清热、化痰、凉血、解毒的功效,痈疖疔毒病人,宜煨汤食用。明代大药学家李时珍认为:丝瓜"煮食除热利肠",能治"痈疽疮肿"。《本草求真》也载:"丝瓜性属寒物,味甘体滑。凡人风痰湿热,蛊毒血积,留滞经络,发为痈疽疮疡……服之有效,以其通经达络,无处不至。"

黄瓜:性凉,味甘,能清热、生津、利水、解毒。《滇南本草》说它"解疮癣热毒,消烦渴"。北方人还讲究冬天吃黄瓜,能去除睡热炕、烤炉火而产生的燥热,有解火毒之功。在民间,通常在夏季炎热时,病人有痈疖疔毒之时,生吃黄瓜,或凉拌,或炒吃,或做汤食用。

瓠子:为夏令佳蔬,性寒,味甘,有利水、清热、止渴、除烦的作用。《千金·食治》载:"主消渴恶疮,鼻口中肉烂痛。"患有火邪热毒引起的红、肿、热、痛之症,宜用瓠子煨汤,频频食用,以清泄火热。

菊花脑:为南京地区夏令佳蔬。性凉,味甘,能清热、凉血,适宜皮肤感染,化脓性炎症,以及热疖、痱子等病人食用,民间常用菊花脑熬汤喝。

蕺菜:俗称鱼腥草。性寒,可以清热、解毒、利尿、消肿,痈肿疔毒病人宜将新鲜蕺菜洗净,烹炒做菜吃,也宜煎水喝。《本草纲目》中说它能"散热毒痈肿"。《常用中草药手册》认为,它可以"清热解毒,治乳腺炎、蜂窝织炎、中耳炎"。现代药理试验证明,蕺菜有抗菌和抗病毒作用,对痈疖等化脓性炎症有效。

莼菜:是江南三大名菜之一。性寒,味甘,有清热、利水、解毒、消肿等功效,宜痈肿疔疮病人食用。《本草再新》载它能"疗百毒,清诸疮。"《保生余录》中还介绍:"治一切痈疽,用菜亦可。"

莙荙菜:俗称甜菜、光菜、牛皮菜。性凉,味甘,能清热、凉血、行瘀、解毒。患有热毒痈疮者,可将莙荙菜洗净捣汁饮用,也有凉血解毒的功效。

枸杞头：为春夏季佳蔬，性凉，味甘苦，有清热作用。《日华子本草》说它"消热毒，散疮肿"。《本经逢原》也称它"能降火及清头目"。用枸杞头烹炒做菜吃，或煎汤服，对痈疖疔毒火热之证，颇为适宜。

　　马兰头：性凉，味甘，有凉血、清热、利湿、解毒的功效。《本草正义》载："马兰，最解热毒，能专入血分，止血凉血，尤为特长。凡温热之邪，深入营分，乃痈疡血热，腐溃等证，允为专药。内服外敷，亦清热解毒之要品也。"近代《福建民间草药》也说：马兰"化淤止血，消痈解毒。"所以，马兰既可作为清热解毒的草药，也可称为清凉祛火佳蔬，对火热之症的痈疖疔毒之人，最为适宜。

　　金银花：又称忍冬花、二宝花。性寒，味甘，尤善清热解毒，凡患有痈疖疔毒之人，宜用金银花30～50克，泡茶频饮。《滇南本草》载："金银花清热，解诸疮，痈疽发背，丹毒瘰疬。"金银花是中医最为常用的清热解毒消痈肿的妙药，古方中皆有应用，民间也习惯煎水代茶，以消暑热疮毒。

　　田螺：性大凉，味甘咸，有清热利水的作用。南北朝时期的养生学家陶弘景认为，"田螺煮汁疗热"。《本草拾遗》中还说："煮食之，利大小便。去腹中结热。"痈疖疔毒者，宜用田螺烹炒做菜或煎汤饮。

　　螺蛳：性寒，味甘，能清热利水。《日用本草》载："解热毒，利小水，消疮肿。"《本草汇言》还说："螺蛳，此物体性大寒，善解一切热瘴，因风因燥因火者，服用见效甚速。"火热之毒的痈疽疔疮病人，宜炒食或煎汤服用。

　　白菊花：性凉，味甘苦，善于疏风热、清火毒、消痈肿，对痈疖疔毒病人最为适宜。古代文献多有记载，《本经》载："主肿痛。"《日华子本草》说它能"治痈毒"。《本草纲目拾遗》认为，白菊花"解酒毒疔肿"。《本草正义》还说它最治疗疮，血线疔尤为要药，"治皆以内服清热为主"。凡患有痈疽疔毒之人，宜用白菊花煎水，频频当茶饮。

　　此外，患有痈疖疔毒病人还宜食用绿豆芽、赤小豆、旱芹、水芹、萝卜、茭白、苋菜、蕹菜、青菜、番茄、荸荠、西瓜、柿子、菜瓜、地耳、蚌肉、蚬肉、茼蒿、黄芽菜、鲜藕、海蜇等食物。

第二节　食物对疝气的食疗验方

一、茶对疝气的食疗验方

◎ **茶熏方**

　　对症食疗：治疝气。

用量配方：茶叶 10 克,橘叶 70 克,青生姜 25 克,淡豆豉 30 克,食盐
　　　　　1.5 克。

制作方法：将以上诸药一起入锅用水煎。

使用方法：趁热熏洗患处 20 分钟以上,每日 1 次,连洗 3～5 次,即
　　　　　可见效。

二、醋对疝气的食疗验方

◎ 醋蛋汤

对症食疗：治疝气。

用量配方：鸡蛋 2 个,醋 500 毫升。

制作方法：先将鸡蛋用酒浸 1 日,再将醋煮剩至一半。

食用方法：趁热吃蛋饮汤。

三、蒜对疝气的食疗验方

◎ 蒜艾方

对症食疗：治疝气。

用量配方：蒜秆 250 克,艾叶 150 克,花椒 5 克。

制作方法：将蒜秆烧成半生熟时,加入艾叶、花椒备用。

使用方法：贴在小肚上,每日贴 2 次。

四、姜对疝气的食疗验方

◎ 姜汁方

对症食疗：治疝气疼痛。

用量配方：鲜生姜适量。

制作方法：将姜捣汁,取 1 茶杯,去渣储藏入瓶中。

使用方法：待周身出汗,将姜汁倒入碗中,把阴囊浸入姜汁中,阴囊
　　　　　部微觉针刺样感,即逐渐收缩。

第三节　食物对痔疮的食疗验方

一、茶对痔疮的食疗验方

◎ 儿茶冰片散

对症食疗：治痔疮。

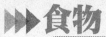

用量配方：儿茶90克,冰片10克。

制作方法：将上药分别研细,混合过筛,装瓶,密封备用。

使用方法：用棉签蘸取少许涂于患处,每日1～2次。

二、醋对痔疮的食疗验方

◎ 香菜醋疗方

对症食疗：治痔疮肿痛,肛门脱垂。

用量配方：醋、香菜、香菜子各适量。

使用方法：用香菜煮汤熏洗,同时用醋煮香菜子,布湿后趁热敷于
患部。

三、蒜对痔疮的食疗验方

◎ 蒜汁方

对症食疗：治痔疮。

用量配方：大蒜1头。

制作方法：将大蒜捣泥磨取汁。

使用方法：在盆内滴入大蒜汁4～8滴,再加适量的温水,浸洗患处
(主要是洗肛门附近)。

四、痔疮病人适宜的食物

痔疮病人宜选择食用以下食物：

蛤蜊：性寒,味咸。《本草求原》中说："蛤蜊治五痔。"蛤蜊肉能润
五脏,软坚散肿。痔疮病人宜用蛤蜊肉经常煮食。

螺蛳：性寒,味甘,能清热、利水,治疗痔疮。古代《日用本草》中记
载："螺蛳解热毒,治酒疸,利小水,消疮肿。"《本草纲目》亦云："醒酒解
热,利大小便,治脱肛、痔漏。"《玉楸药解》中还说："螺蛳清金利水,泄湿
除热,治脱肛、痔瘘。"患有痔疮的人,适宜经常吃螺蛳。

蚌肉：性寒,味甘咸,有清热、滋阴、解毒的作用,适宜湿热痔疮者煮
食或煨汤服。《日华子本草》中记载："蚌肉……除烦解热毒……治痔
瘘、血崩、带下。"

泥鳅：补中气,祛湿邪,既营养,又疗痔,久痔体虚、气虚脱肛者宜常食
之。中国药科大学叶橘泉教授认为,泥鳅肉"暖中益气,解毒收痔"。民间
有用鳅鱼与米粉煮羹食用,治疗痔疮脱垂,可起到"调中收痔"的效果。

鳗鲡：俗称白鳝。性平,味甘,能补虚赢、祛风湿,对体弱气虚痔疮

病人,最为适宜。早在《别录》中就有载:"鳗鲡鱼主五痔疮瘘。"唐代著名食医孟诜还说:"鳗鲡熏痔,患诸疮瘘及瘑疡风,长食之甚验。"在孟诜的《食医心镜》中有一方:"治五痔瘘疮,杀虫:鳗鲡一头,治如食法,切作片炙,着椒、盐、酱调和食之。"鳗鲡鱼的确含有丰富的蛋白质,营养滋补价值极高,它的补虚疗痔功效被历代医家称赞。如明代缪希雍《神农本草经疏》中说:"五痔疮瘘人常食之,有大益也。"明·倪朱谟也认为:"瘑疡瘘痔人常食之,渐渐获效。"

鳢鱼: 俗称乌鱼、黑鱼。性寒,味甘,有补脾、利水的作用,能疗痔疮。《别录》中说它能"疗五痔"。《外台秘要》中也载:"治肠痔,每大便常有血:鳢鱼脍、姜、齑食之。"

黄鳝: 能补虚损、除风湿、强筋骨,也可疗痔瘘。《便民食疗》中说:"治内痔出血,鳝鱼煮食。"《食用中药与便方》亦载:"内痔出血,气虚脱肛,黄鳝煮羹食之,有补气固脱之功。"

猪大肠: 适宜痔疮出血脱肛者食用。古代治疗痔疮的效方,也常用到猪大肠。如《奇效良方》中的猪脏丸,"治痔瘘下血",就是用猪大肠与槐花煮烂捣和后为丸。《本草蒙筌》中的连壳丸,"治内痔",也是用猪大肠与黄连、枳壳、糯米做成丸药内服。

野猪肉: 性平,味甘咸,不仅能补虚弱羸瘦,又能疗痔疮出血,对患有慢性痔疮出血者最宜。唐代食疗医家孟诜在其《食医心镜》中介绍:"治久痔,下血不止,肛边痛:野猪肉二斤,切,煮5味炙,空心食,作羹亦得。"

柿饼: 性寒,味甘涩,能清热、润肺、涩肠、止血,尤其适宜痔疮出血者食用。《本草纲目》记载:"白柿治痔漏下血。"对痔疮出血,或肛门裂出血,大便干结者,民间习惯用柿饼适量,蒸熟后,每次吃饭时吃1个,或加水煮烂当点心吃,每日食2次。柿霜对痔疮病人也有益。《本草求真》中也有记载:"柿霜治肠风痔漏。"因此,痔疮出血吃柿霜也颇适宜。

香蕉: 性寒,味甘,有清热、润肠、解毒的作用,尤其是对痔疮病人大便干结或便后出血时最为适宜。《岭南采药录》中说:"治痔及便后血:香蕉两个,不去皮,炖熟,连皮食之。"对痔疮出血,大便干结者,最常用有效,也是最方便的办法是:每日早晨空腹吃香蕉1~2个。

无花果: 性平,味甘,能健胃清肠、消肿解毒,对肛肠疾病病人,如便秘、肠炎、痢疾、痔疮等均有效益。《本草纲目》早就说过:无花果"治五痔"。《福建中草药》还介绍:"治痔疮、脱肛、大便秘结:鲜无花果生吃;

或干果 10 个,猪大肠 1 段,水煎服。"

榧子:又称香榧。有润肺滑肠、通便化痔、杀虫消积的作用。早在 1 000 多年前的《别录》中就有记载:"主五痔。"对此,《本草经疏》还解释说:"五痔三虫,皆大肠湿热所致,苦寒能泻湿热,则大肠清宁而两证愈矣。"中国药科大学叶橘泉教授还认为,痔疮病人"每日嚼食香榧 7 粒,有养身治病之功"。

韭菜:有行气、散血的作用。现代医学认为,韭菜里含粗纤维较多,而且比较坚韧,不易被胃肠消化吸收,能增加大便体积,促进大肠蠕动,防止大便秘结,故对痔疮便秘者有益。

蕹菜:又称空心菜、空筒菜。性寒、味甘,有治疗便秘、便血、痔疮的作用。《陆川本草》中说过:"治肠胃热,大便结。"《贵州省中医验方秘方》中还介绍:"治翻肛痔:空筒菜 2 斤,水 2 斤,煮烂去渣滤过,加白糖 4 两,同煎如饴糖状。每次服 3 两,1 日服 2 次,早晚服,未愈再服。"因此,蕹菜对痔疮病人大便经常干结者最为适宜。

菠菜:性凉,味甘,有养血、止血、润燥、滑肠、通便的作用。据《本草求真》记载:"菠菜,何书皆言能利肠胃,盖因滑则通窍,菠菜质滑而利,凡人久病大便不通,及痔漏关塞之人,适宜用之。"《随息居饮食谱》中也说:"菠菜,开胸膈,通肠胃,润燥活血,大便涩滞及患痔人宜食之。"

丝瓜:性凉,味甘,能清热、凉血,适宜痔疮出血者食用。《本草纲目》中说:"煮食除热利肠,治大小便下血,痔漏……"尤其是湿热下注,或血分有热的痔疮病人,最为适宜。

黑木耳:性平,味甘,善能凉血止血,有治疗血痢、便血、痔疮的作用。《本草纲目》载"黑木耳治痔"。《药性切用》认为,黑木耳能"润燥利肠"。清代食疗名医王孟英还说:"黑木耳补气耐饥,活血,治跌仆伤。凡崩淋血痢,痔患肠风,常食可瘳。"尤其是体虚久痔者,常吃尤宜。

石耳:主产江西庐山。性平,味甘。《粤志》中说:"石耳味甘腴,性平无毒,多食饫人,能润肌童颜,在木耳、地耳之上。"它有养阴、清热、止血的功效,大便出血,痔漏脱肛之人宜食之。《医林纂要》中就有记载:"石耳治肠风痔瘘,行水解毒。"每次可用石耳 30～50 克,瘦猪肉 150 克,加盐少许,隔水蒸熟。上午蒸 1 次,喝其汤;下午蒸 1 次,全吃尽。

槐花:槐树的花朵或花蕾可供食用,有清热、凉血、止血的功效,也是中医最常用的治疗痔疮药物。《医学启源》中说:"槐花凉大肠热。"

《日华子本草》称它"治五痔"。《本草正》亦云："槐花凉大肠,治痔。"古代治痔验方,每每用之。尤其是对痔疮发作期,湿热下注,疼痛出血时,更为适宜。

胖大海:性凉,味甘淡,有清热、润肺、利咽、解毒的作用,痔疮便血者宜用胖大海泡茶频饮。《本草纲目拾遗》中记载:胖大海"治痔疮漏管。"《医界春秋》中还曾介绍:"治大便出血:胖大海数枚,开水泡发,去核,加冰糖调服。"

何首乌:有补肝、益肾、养血、祛风的功效。《江西草药》认为:首乌还能"通便,解疮毒"。首乌疗痔,自古有之。《何首乌录》中说过:"主五痔,益气力。"《开宝本草》亦云:"主瘰疬,消痈肿,疗五痔。"《圣惠方》中介绍治痔一法:"治大肠风毒,泻血不止:何首乌二两,捣细罗为散,每于食前,以温粥饮调下一钱。"对于体虚久痔病人,常用何首乌粉调服,最为适宜。

麒麟菜:俗称鸡脚菜,产于我国台湾省及广东、海南沿海的浅海珊瑚礁间,夏秋采收。性平,味咸微苦。《食物中药与便方》中介绍:痔疮便结:麒麟菜、石花菜等量,水煮成冻胶,加白糖适量,空腹时食用。清代《本草纲目拾遗》中记载:"麒麟菜消痰,能化一切痰结、痞积、痔毒。"《养生经验补遗》中还介绍:"治辛苦劳碌之人,或嗜酒多欲,忽生外痔:麒麟菜洗去灰一两,用天泉水煮烂,和白糖五钱食之。"

此外,痔疮病人还宜食用蜂蜜、芝麻、胡桃、柏子仁、山药、番薯、藕、胡萝卜、黄瓜、冬瓜、苋菜、芹菜、百合、荸荠、柿子、柿霜、海参、田螺、猯肉、南瓜子、獭肝、梨子、苹果、白木耳、牛奶、豆浆、燕窝、西洋参等食物。

第四节　食物对腰膝痛的食疗验方

一、茶对腰膝痛的食疗验方

◎ 茶醋疗法

对症食疗:治腰痛难转。

用量配方:茶叶、醋各适量。

制作方法:煎茶 500 毫升,加醋 200 毫升,共煎后服用。

食用方法:分 2 次饮服。

二、醋对腰膝痛的食疗验方

◎ 热醋外浸方

对症食疗：治腰痛背。

用量配方：醋适量。

使用方法：用纱布浸醋热敷患处。

三、蒜对腰膝痛的食疗验方

◎ 蒜梗桑枝方

对症食疗：治风寒腰痛。

用量配方：国槐条 20 克，透骨草 15 克，桑枝 30 克，川椒 12 克，艾条、蒜梗各 30 克。

制作方法：临睡前，水煮成洗液。

使用方法：乘热将病痛之处放于药液中，边熏边洗，待患处感到出汗为止，随即上床睡觉。每天洗 1 次，1 剂药用 9～12 次为 1 个疗程，顽症可连洗 3 个疗程。

四、姜对腰膝痛的食疗验方

◎ 姜乌方

对症食疗：治风湿腰痛。

用量配方：生姜 1 块，草乌 1 个。

制作方法：焙干共研为细末，与食盐拌匀，放入锅内炒热，并用布包扎，冷后再炒。

使用方法：连敷包 3 次。

五、酒对腰膝痛的食疗验方

苏木 10 克，白酒 50 毫升。水和白酒各半煎沸顿服。

六、腰膝痛病人适宜的食物

腰膝痛病人宜服食下列食品：

猪肾：古有"以脏补脏"之说，即肾虚者可以吃肾脏以补肾。猪肾俗称猪腰子，对肾虚腰膝痛者最为适宜，无论做菜、煮食或煨汤，均有裨益。《本草权度》中介绍一方："治肾虚腰痛：猪腰子一枚，切片，以椒盐腌去腥水，入杜仲末三钱在内，荷叶包煨食之，酒下。"

羊骨：无论羊脊骨或羊胫骨，皆为理想的补肾气、强筋骨、壮腰膝的滋补食品,对腰膝腿软者尤为适宜。《本草纲目》中曾说:"脊骨,补肾虚,通督脉,治腰痛下痢。胫骨,主脾弱,肾虚不能摄精,健腰脚。"《饮膳正要》中介绍:"治虚劳腰膝无力",用羊骨"如常做粥"食用。《食医心镜》载:"治肾脏虚冷,腰脊转动不得:羊脊骨一具,嫩者捶碎,烂煮,和蒜空腹食之,兼饮酒少许妙。"中国药科大学叶橘泉教授还介绍:"腰椎痛,筋骨痛:羊胫骨炙至焦黄色,研极细末,每次食后以温黄酒送服3～6克,每日服2次。"

　　栗子:能补肾气、壮腰膝、健脾胃,对腰膝痛或腰脚软弱者,宜生食之,且宜少量常吃。《千金·食治》中载:"生食之,甚治腰脚不遂。"《本草图经》亦云:"果中栗最有益,治腰脚宜生食之。"明·李时珍还说:"治肾虚腰脚无力,以袋盛生栗悬干,每旦吃十余颗,次吃猪肾粥助之,久必强健。"叶橘泉教授的经验是:老年肾亏,腰脚无力,每日早晚各吃生栗子1～2枚,细嚼缓咽,久之有效。

　　胡桃:性温,味甘,能补肾固精、强壮腰膝,肾虚腰膝疼痛之人,食之颇宜。古代《局方》中的青娥丸,"治肾气虚弱,腰痛如折",就是以胡桃肉为主,配以补骨脂、杜仲为丸。《本草纲目》亦云:"胡桃治腰脚重痛。下通于肾而腰脚虚痛者宜之。"近代名医张锡纯还说过:"胡桃,为滋补肝肾,强健筋骨之要药,故善治腰痛腿痛,一切筋骨疼痛。"

　　黑芝麻:又称巨胜。性平,味甘,能补肝肾。《本草纲目》认为,黑芝麻有"治五脏虚损,益气力,坚筋骨",提倡用芝麻和粳米煮粥食用。《寿亲养老新书》中主张用"巨胜酒",可以治疗"老人风虚痹弱,四肢无力,腰膝疼痛"。

　　芡实:俗称鸡头果。有固肾、涩精、健脾的作用。《神农本草经》载:"主湿痹腰脊膝痛。"《本草新编》还说:"芡实,其功全在补肾去湿。芡实补中去湿,性又不燥,故能去邪水而补真水。芡实不特益精,且能涩精补肾。"所以,对于肾虚腰膝疼痛又兼有风湿者,更为适宜。

　　莲子肉:有养心、益肾、补脾的功效。《日华子本草》说它能"治腰痛"。《本草纲目》亦云:"莲子交心肾,厚肠胃,固精气,强筋骨,补虚损,利耳目,除寒湿。"所以,莲子最适宜肾虚腰痛或兼有寒湿者服食。

　　麻雀肉:性温,味甘,能补肾壮阳益精、暖腰膝、缩小便。唐代食医孟诜曾说:"其肉十月以后,正月以前食之,续五脏不足气,助阳道,益精髓。"《日华子本草》亦载:"壮阳益气,暖腰膝。"对肾虚腰膝痛病人,宜仿

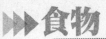
照《养老奉亲书》中介绍的方法：用麻雀 5～10 只，粳米 50～100 克，葱白 3 根。先将麻雀炒熟，加入酒适量，稍煮，再加入粳米，如常法煮粥，粥将熟时加入葱白，稍煮，空腹时乘热食用。

海参： 属补肾食品，腰膝疼痛者宜食之。《本草从新》记载："补肾益精，壮阳疗痿。"《食物宜忌》亦说："海参补肾经，益精髓。"中国药科大学叶橘泉教授说它"补肾损，理腰脚。"

淡菜： 性温，味咸，肾虚腰膝痛者，食之颇宜。《本草拾遗》中早有记载："淡菜主虚羸劳损……腰痛。"《日华子本草》亦云："煮熟食之，能补五脏，益阳事，理腰脚……"《食物中药与便方》中也介绍：治头晕腰痛，淡菜用黄酒洗过，和韭菜煮食，有补肾助阳之功。

韭菜： 有温中、行气、散血的功效。《日华子本草》说它能"暖腰膝"。《方脉正宗》曾介绍"治阳虚肾冷，阳道不振，或腰膝冷痛"，用韭菜、胡桃肉与芝麻油炒熟食用，"日食之，服一月"。马文飞《食物疗法》中还推荐：治闪腰岔气，即扭伤腰痛，用韭菜 60 克，黄酒 60 毫升，韭菜煎汁，兑入黄酒服用。

韭子： 即韭菜的种子。能补肝肾、暖腰膝、壮阳固精，凡腰膝酸软冷痛者，最宜食之。《滇南本草》中认为："韭子补肝肾，暖腰膝。"《本草再新》还说："韭子治筋骨疼痛。"

山药： 既是常用中药，又是常吃食物，它有益肾、健脾、补肺的功用。《别录》中早有"止腰痛"的记载。山药藤上所结的珠芽，叫零余子，每次用 30～60 克，煮熟去皮，加白糖少许临睡前食之，对肾虚腰痛，胜如山药。

刀豆： 性温，味甘，中医认为它有益肾、补元气的作用，肾虚腰痛者宜食。《中药材手册》中说刀豆"补肾，散寒，下气……治肾气虚损"。《重庆草药》介绍一法："治肾虚腰痛，刀豆子两粒，包于猪腰子内，外裹叶，烧熟食。"《食物中药与便方》的方法是："肾虚腰痛，怀孕期腰痛：带壳刀豆 30 克，与猪腰子 1 个，一起煮食。"

乌饭叶： 又称南烛叶。有益精气、强筋骨的功效。《本草拾遗》载："强筋益气力。"《本草汇言》亦说："益气添精，凉血养筋。"肾虚腰痛者，宜于春季采新叶嫩枝，切细，加水熬浓汁去渣，加糖收膏，瓷瓶收储，每服用温水送服 1 匙，每日服 2 次。

枸杞子： 性平，味甘，能滋补肝肾。《食疗本草》中说它能"坚筋耐老，除风，补益筋骨。"肾虚腰膝疼痛者宜常食之。《本草通玄》中评价说："枸杞子,补肾益精,水旺则骨强,而消渴、目昏、腰疼膝痛无不愈矣。"枸杞子可做菜,也可经常泡茶饮用。

黄精: 既可作药用,又可为食物。性平,味甘,《滇南本草》说它"补虚添髓"。《本草纲目》中也说它有"补诸虚,填精髓"的作用。民间多认为黄精能补肾、健脾、益肺、滋阴、强筋健骨,治筋骨酸软无力,肾虚腰痛者可用黄精炖肉食。

杜仲: 性温,味甘微辛,能补肝肾、强筋骨、壮腰膝,腰脊酸痛者宜食用。早在《神农本草经》:"主腰脊痛,补中益精气,坚筋骨。"《玉楸药解》还说:"杜仲益肝肾,养筋骨,去关节湿淫,治腰膝酸痛,腿足拘挛。"明代药物学家李时珍认为:"杜仲能治腰膝痛,以酒行之,则为较容易矣。"对肾虚腰膝疼痛者,民间常用杜仲50克,与猪腰子1个,煨熟食用。

锁阳: 性温,味甘,具有补肾功效,主产新疆、青海、内蒙古、宁夏等地,宜于肾虚腰膝痛者食用。《内蒙古中草药》中说它能"治阳痿遗精,腰腿酸软"。民间常用锁阳煮粥服食,也有在冬季采集锁阳后,与猪油或奶油炸后,经常冲茶饮服。

肉苁蓉: 俗称金笋。主产内蒙古、陕西、甘肃、宁夏、新疆等地。性温,味甘酸微咸,有补肾、益精的作用,腰膝冷痛者尤宜食用。《本草正义》载:"腰者肾之府,肾虚则腰痛,苁蓉益肾,是以治之。"或煎汤饮,或煮粥食。

何首乌: 无论赤首乌,还是白首乌,均有补肝肾、养血的作用,肾虚腰膝痛者皆宜服食。如《药品化义》载:"何首乌益肝,敛血,滋阴,治腰膝软弱,筋骨酸痛……"《本草纲目》也说:"何首乌能养血益肝,固精益肾,健筋骨,乌髭发,为滋补良药。"白首乌也有同等功效,正如《山东中药》所载:"白首乌为滋养、强壮、补血药,并能收敛精气,乌须黑发,治久病虚弱、贫血,须发早白,慢性风痹,腰膝酸软……"我国民间已将首乌作为食品,通常研为首乌粉,和白糖调匀服用。

冬虫夏草: 性温,味甘,功在补虚损、益精气,但价格昂贵。《药性考》载:"冬虫夏草秘精益气,专补命门。"《柑园小识》说:"以酒浸数枚啖之,治腰膝间痛楚,有益肾之功。"实为经验之谈。体质虚弱,尤其是年老腰痛者,民间常用冬虫夏草数枚,或3～5克,与雄鸡1只,去毛及内脏,加姜丝及配料,炖熟后吃,有补虚作用,尤滋阴补肾。

此外,腰膝痛者还宜食用桑椹、猪脊髓、海马、海龙、鳝鱼、荠菜、薏苡仁、甲鱼等食物。

提高免疫力

第三章

食物对妇产科疾病的食疗验方

　　妇科是根据女性的生理特点,开设的一项医疗学科,包括妇女生理疾病的科目和生产育儿的学科。有些大医院将妇产科分别称为妇科,产科,而实际上妇产是一科。从孕育到生产以及各种相关疾病都是以妇女生理特点为中心。

　　利用食物治疗妇科疾病我国中医早有记载,特别是根据妇科的生理特征,有些验方是外用或熏蒸,而不是内服,在使用时要准确把握。外敷的验方一定不可入口,熏蒸清洗的器具一定要干净卫生,不能因为治病而造成第二次污染而加重病情。

第一节　食物对月经不调的食疗验方

一、茶对月经不调的食疗验方

◎ 莲子茶

　　　　对症食疗:治月经过多或崩漏不止、带下等。

　　　　用量配方:茶叶 5 克,莲子 30 克,冰糖 20 克。

　　　　使用方法:将茶用沸水冲泡后取汁;另将莲子用温水浸泡数小时后,加入冰糖炖烂,倒入茶汁拌匀,即可食用。

二、醋对月经不调的食疗验方

◎ 醋香附丸

　　　　对症食疗:治月经周期不定,经量或多或少,经行不畅,或有胸胁、乳房、小腹胀痛;或用于经期过后,小腹胀痛。

　　　　用量配方:香附 250 克,醋适量。

　　　　使用方法:将香附研为细末,用醋调为丸,每次服 9 克,空腹时服用,用烧酒送下。

三、蒜对月经不调的食疗验方

◎ **大蒜糖**

　　对症食疗：治气胀停经。

　　用量配方：大蒜 1 头,鲜橘皮 20 克,红糖 20 克。

　　使用方法：将上述 3 味一起放入沙锅内,加水煎成汤剂,饮服。

四、姜对月经不调的食疗验方

◎ **毛蛋姜酒方**

　　对症食疗：治妇女月经不准、经期错后、色淡、量少等症。

　　用量配方：毛鸡蛋(未孵化出的鸡胚胎)2 个,姜 25 克,黄酒 200 毫升,白糖 50 克。

　　制作方法：将毛鸡蛋去壳,与酒和姜一起放入锅内煮熟,用白糖调服。

五、月经不调病人适宜的食物

　　对月经不调病人,宜服食以下食品：

　　乌骨鸡：性平,味甘,能补益肝肾之阴,又能益气补血,适宜气血不足、肝肾阴虚的功能失调性子宫出血,即中医所说的肾虚崩漏的妇女食用。《本草纲目》云："乌骨鸡补虚劳羸弱,治女人崩中带下虚损诸病。"明代医学家缪希雍也说："乌骨鸡补血养阴。益阴则冲、任、带三脉俱旺,故能除崩中带下一切虚损诸疾也。"所以,凡体质虚弱的女性,或月经期间总是淋漓不净、月经延绵不止者,食之最宜。普通鸡肉也可食之。

　　鸽肉：性平,味咸,有滋肾益气之功。唐·孟诜认为,鸽肉"调精益气",《本草再新》说它能"滋肾益阴",《四川中药志》载："鸽肉治妇女干血劳,月经闭止。"对于身体衰弱而月经过少、甚至月经闭止者,宜常食之。

　　阿胶：性平,味甘,能滋阴补血,中医常用以治疗妇女月经不调、功能失调性子宫出血和虚损性痛经。如《本草纲目》载："疗女人血痛、血枯、经水不调,无子,崩中,带下,胎前产后诸疾。"故有月经病的女性,平常宜服之。

　　海参：性温,味咸,有补肾、益精、养血的作用,凡月经不调、崩中漏下、经少闭经体弱女性,常食海参最为适宜。清代食医名家王孟英就曾指出："海参滋阴,补血,健阳,润燥,调经,养胎,利产。"所以,对于精血

提高免疫力

亏损，虚弱劳怯的女性月经病人来说，海参不失为一种食疗食养佳品。

淡菜：性温，味咸，能补肝肾、益精血，对肝肾阴虚型月经不调、淋漓不净的女性，尤为适宜。《嘉祐本草》指出："淡菜治虚劳伤惫，精血少者，及妇人带下、漏下，并煮食之。"《随息居饮食谱》亦云："淡菜补肾，益血填精，治遗、带、崩淋。"

乌贼鱼：性平，味咸，有滋阴和补血两大功用，对女性血虚闭经者最为适宜。《日华子本草》中说它能"通月经"，《随息居饮食谱》中更称赞乌贼鱼能"滋肝肾，补血脉，理奇经，愈崩淋，利胎产，调经带，疗疝瘕，最益妇人"。在《陆川本草》中也有"治妇人经闭：乌贼鱼合桃仁煮食"的记载。对于虚损而导致月经不调和经闭者，宜常食之。

鳆鱼：俗称鲍鱼、石决明肉。性平，味咸，有滋阴、益精作用，对于肾虚所致的月经不调、功能失调性子宫出血者，食之最宜。《随息居饮食谱》中就曾说它能"补肝肾，益精明目，开胃养营，已带浊崩淋"。

蚌肉：性寒，味甘咸，有清热和滋阴的功效，适宜女性血热所致的月经过多、功能失调性子宫出血，淋漓不止者食用，也适宜阴虚内热而月经量大者服食。《本草拾遗》有载："主妇人劳损下血。"《日华子本草》亦云："补妇人虚劳、下血，并血崩、带下。"劳损下血多为肾虚而月经不调，量多不止之人，血崩则为血热所致功能失调性子宫出血者。

山楂：性微温，味酸甘，有行气活血、化淤止痛作用，适宜气滞血淤型痛经和闭经者食用。近代名医张锡纯曾说："山楂化淤止血而不伤新血，开郁气而不伤正气。"妇女气滞血淤而行经腹痛腹胀者，食用山楂可以起到行气开郁、化淤止痛的效果。中国医科大学叶橘泉教授也介绍："妇女月经过期不来：生山楂肉30克，水煎去渣，加入红糖20～25克，热服屡效。经停1～2月而非妊者，多服几次也可自下。"

韭菜：性温，味辛，有温中、行气、散淤的作用，适宜寒性痛经和气滞血淤型月经不调、经行腹痛的女性食用。中医学认为，女子以肝为先天，很多妇科病皆与足厥阴肝经有关。明·李时珍说："韭，生则辛而散血，熟则甘而补中，入足厥阴经，乃肝之菜也。"明·缪希雍亦云："韭，益肝，散滞，导淤是其性也。凡血之凝滞者，皆能行之，是血中行气药也。病人之气抑郁者多，凡人气血唯利通和，韭性行而能补，故可久食。"《本草求真》中还说："服此气行血散，肝补肾固。韭味最利病人，凡一切血淤气滞等症，俱能使之立效。"

荠菜：性平，味甘，有止血作用，适宜妇女月经过多以及功能失调性子宫出血者食用。《现代实用中药》记载："荠菜止血，治子宫出血，流产出血，月经过多。"《广西中草药》介绍："治崩漏及月经过多：荠菜50克，仙鹤草50克，水煎服。"

黑木耳：性平，味甘，有止血作用。《随息居饮食谱》中说："补气耐饥，凡崩淋血痢，常食可瘳。""崩"即崩漏，指月经过多、淋漓不净和功能失调性子宫出血者。叶橘泉教授在《食物中药与便方》里也介绍："妇女崩漏：黑木耳60克，加水煮烂，加红糖60克，每日分2次饮。"另外还推荐，妇女月经过多，淋漓不止：黑木耳焙燥研细末，用红糖汤送服，每次服3～6克，每日服2次。

肉桂：俗称桂皮。性热，味甘辛，有温经、散寒、通血脉，暖子宫的功用，最宜寒凝胞宫的痛经、闭经者服食，历代医家颇多赞誉。《药性论》称其"通利月闭"，《药性类明》说"桂能导引阳气宣通血脉，使气血同行"，《本草纲目》云："桂性辛散，能通子宫而破血。"《玉楸药解》亦载："肉桂温暖条畅，女子月期产后，种种诸病，悉用肉桂。"凡寒性痛经及闭经者，宜在烹调时常加入桂皮，既可调味，又能治病。

红糖：俗称黑砂糖、赤砂糖。性温，味甘，《医林纂要》中说它有"暖胃，补脾，缓肝，去淤，活血，润肠"的作用，《随息居饮食谱》认为，红糖的功效在于"散寒活血，舒筋止痛"。红糖最适宜虚寒性痛经的女性以及妇女产后服食。

荷叶：性平，味甘涩，有止血之功。《本草纲目》中说它能"治崩中"。适宜月经过多，或淋漓不净、功能失调性子宫出血，即"崩中"者。用鲜荷叶25～50克煎水当茶饮，或用干荷叶研末，每次取10～15克，用米汤调服。

藕：性寒，味甘，有清热、凉血、散淤、止血的作用，其散淤止血的作用尤以藕节为强，适宜血热型和血淤型月经过多、崩漏、功能失调性子宫出血。《本草经疏》云："藕，生者甘寒，能凉血止血。"《随息居饮食谱》也说："凡阴虚，肝旺，内热，血少及诸失血证，日熬浓藕汤饮之，久久自愈，不服他药可也。"对于藕节，医家常用之。《滇南本草》记载：藕节"治妇人血崩。"中国药科大学叶橘泉教授曾介绍："妇女崩漏：藕节5～6个，切碎以红糖煎服。"

地黄：性凉，味甘苦，有滋阴和养血作用，适宜阴虚内热的月经不

降低患病率

调、功能失调性子宫出血、崩中漏下者服食。《别录》中早有"主女子胞漏下血"的记载,《日华子本草》也有"治妇人崩中血晕"之说。对血热型月经病,也颇相宜。

当归:性温,味甘辛,是中医最常用的妇科调经要药,有补血和血和调经止痛的作用,对气滞血淤型、虚损型和寒性痛经、月经不调、崩漏、闭经者,皆宜服之。古代许多调理妇女月经病的名方,诸如治疗"冲任虚损,月水不调,脐腹疗痛,崩中漏下,血下不止"的《局方》四物汤;治疗"室女月水不通"的《圣济总录》当归丸;治疗"血崩"的《儒门事亲》当归散等,都是以当归为主药。据《陕西医药情报》报道,用当归配合红花治疗月经病,对月经不调、痛经以及子宫发育不全等54例,皆有效果。

此外,在月经期间,若为气滞血淤的月经病,包括痛经、月经不调、崩中漏下、月经过少或闭经之人,还宜吃些金橘、金橘饼、橘皮、槟榔、佛手柑、金针菜、萝卜、砂仁等。若为寒湿凝滞或虚寒之人的月经病,平时或行经期还宜常吃狗肉、羊肉、牛肚、鸡肉、麻雀、海参、海马、牛肉、鹌鹑、鲢鱼、黄鳝、大枣、樱桃、荔枝、桃子、生姜、葱、胡椒、茴香、荜拨等。若为血热者,还宜吃些田螺、蚌肉、螺蛳、蚬肉、牡蛎肉、鸭肉、田鸡肉、兔肉、绿豆、绿豆芽、柿子、柿饼、芒果、草莓、香蕉、无花果、西瓜、苦瓜、番茄、瓠子、地耳、地瓜等寒凉性食品。若属虚损者,还宜喝牛奶吃鸡蛋、甲鱼、各种鱼类、燕窝、王浆、胎盘、人参、黄芪、枸杞子、山药、首乌等食物。

第二节　食物对痛经的食疗验方

一、茶对痛经的食疗验方

◎ 二花调经茶

　　　　对症食疗:治气滞血淤痛经,量少,腹胀痛;经色黯或挟块,或闭经等。

　　　　用量配方:玫瑰花9克,月季花9克,红茶9克。

　　　　制作方法:将上述3味研成粗末,以水冲泡,焖10分钟即可饮服。

　　　　食用方法:每日1剂,不拘时温服,连服数天,在经行前服用为宜。

二、醋对痛经的食疗验方

◎ 醋糖益母汤

　　　　对症食疗:治气滞血淤型痛经。

用量配方：红糖 30 克,米醋 15 毫升,益母草 15 克,砂仁 10 克。

制作方法：将上述 4 味一起放入沙锅内,加入清水适量煎煮,去渣取汁。

食用方法：每日 1 剂,分 2 次服用。

三、蒜对痛经的食疗验方

◎ 大蒜外敷方

对症食疗：治痛经。

用量配方：大蒜 1 头。

使用方法：将大蒜捣烂,绞取汁,用消毒棉球蘸大蒜汁后塞入耳孔中。

注意事项：此方为小偏方,止痛作用强,见效快,适用于痛经较剧者。

四、姜对痛经的食疗验方

◎ 生姜红糖方

对症食疗：治虚寒、实寒引起的痛经。

用量配方：生姜适量,红糖适量。

制作方法：将生姜捣碎,加入红糖,蒸熟后吃。

使用方法：服用量以自己爱好食用的量为准,经前 4～5 天开始服用,每日服 2 次。

五、酒对痛经的食疗验方

黑豆 60 克,鸡蛋 2 个,米酒 120 毫升。将黑豆、鸡蛋同煮,蛋熟后去壳再煮,煮至豆熟后兑入米酒,豆、蛋、汤一起服用。

另一方:山楂 200 克,泡酒 1 000 毫升,1 周后每晚或痛经发作时饮服 15 毫升。

六、盐对痛经的食疗验方

取食盐 500 克,置锅内用武火炒热,然后用布包好,热敷小腹、腰骶部。

七、痛经病人适宜的食物

有月经病的女性,宜服食下列食品:

乌骨鸡：性平,味甘,既能补益肝肾之阴,又能益气补血,适宜气血

103

不足、肝肾阴虚的功能失调性子宫出血,即中医所说的肾虚崩漏的妇女食用。《本草纲目》云:"乌骨鸡补虚劳羸弱,治女人崩中带下虚损诸病。"明代医学家缪希雍也说:"乌骨鸡补血养阴。益阴则冲、任、带三脉俱旺,故能除崩中带下一切虚损诸疾也。"所以,凡体质虚弱的女性,或月经期间总是淋漓不净、月经延绵不止者,食之最宜。普通鸡肉也宜食之。

鸽肉:性平,味咸,有滋肾益气之功。唐·孟诜认为,鸽肉能"调精益气",《本草再新》说它能"滋肾益阴",《四川中药志》载:"鸽肉治妇女干血劳,月经闭止。"对于身体衰弱而月经过少,甚至月经闭止者,宜常食之。

阿胶:性平,味甘,能滋阴补血,中医常用其治疗妇女月经不调、功能失调性子宫出血和虚损性痛经。如《本草纲目》载:"疗女人血痛、血枯、经血不调,无子,崩中,带下,胎前产后诸疾。"故有月经病的女性,平时宜常服之。

海参:性温,味咸,有补肾、益精、养血的作用,凡月经不调、崩中漏下、经少闭经体弱女性,常食海参,最为适宜。清代食医名家王孟英曾指出:"海参滋阴,补血,健阳,润燥,调经,养胎,利产。"所以,对于精血亏损、虚弱劳怯的女性月经病人来说,海参不失为一种食疗食养的佳品。

淡菜:性温,味咸,能补肝肾、益精血,对肝肾阴虚型月经不调、淋漓不净的女性,尤为适宜。《嘉祐本草》指出:"淡菜治虚劳伤惫,精血少者,及妇人带下、漏下,并煮食之。"《随息居饮食谱》亦云:"淡菜补肾,益血填精,治遗、带、崩、淋。"

乌贼鱼:性平,味咸,有滋阴和补血两大功用,对女性血虚闭经者最为适宜。《日华子本草》中说它能"通月经"。《随息居饮食谱》中更称赞乌贼鱼能"滋肝肾,补血脉,理奇经,愈崩淋,利胎产,调经带,疗疝瘕,最益妇人"。在《陆川本草》中也有"治妇人经闭:乌贼鱼合桃仁煮食"的记载。对虚损而导致月经不调和经闭者,宜常食之。

鲅鱼:俗称鲍鱼、石决明肉。性平,味咸,有滋阴、益精作用,对于肾虚所致的月经不调、功能失调性子宫出血者,食之最宜。《随息居饮食谱》中说它能"补肝肾,益精明目,开胃养营,已带浊崩淋"。

蚌肉:性寒,味甘咸,有清热和滋阴的功效,适宜女性血热所致的月经过多、功能失调性子宫出血,淋漓不止者食用;也适宜阴虚内热而月经量大者服食。《本草拾遗》载:"主妇人劳损下血。"《日华子本草》亦云:

"补妇人虚劳、下血,并血崩、带下。"劳损下血多为肾虚而月经不调,量多不止之人,血崩则为血热所致功能失调性子宫出血者。

山楂:性微温,味酸甘,有行气活血、化淤止痛作用,适宜气滞血淤型痛经和闭经者食用。近代名医张锡纯曾说:"山楂化淤止血而不伤新血,开郁气而不伤正气。"妇女气滞血淤而行经腹痛、腹胀者,食用山楂可以起到行气开郁、化淤止痛的效果。中国医科大学叶橘泉教授介绍:"妇女月经过期不来:生山楂肉 30 克,水煎去渣,加入红糖 20～25 克,热服屡效。经停 1～2 月而非妊者,多服几次也可自下。"

韭菜:性温,味辛,有温中、行气、散淤的作用,适宜寒性痛经和气滞血淤型月经不调,经行腹痛的女性食用。中医学认为,女子以肝为先天,很多妇科病皆与足厥阴肝经有关。明·李时珍说:"韭,生则辛而散血,熟则甘而补中,入足厥阴经,乃肝之菜也。"明·缪希雍亦云:"韭,益肝,散滞,导瘀是其性也。凡血之凝滞者,皆能行之,是血中行气药也。病人的气抑郁者多,凡人气血唯利通和,韭性行而能补,故可久食。"《本草求真》中还说:"服此气行血散,肝补肾固。韭味最利病人,凡一切血淤气滞等症,俱能使之立效。"

荠菜:性平,味甘,有止血作用,适宜妇女月经过多以及功能失调性子宫出血者食用。《现代实用中药》记载:"荠菜止血,治子宫出血,流产出血,月经过多。"《广西中草药》也介绍:"治崩漏及月经过多:荠菜 50克,仙鹤草 50 克,水煎服。"

黑木耳:性平,味甘,有止血作用。《随息居饮食谱》中说:"补气耐饥,凡崩淋血痢,常食可瘳。""崩"即崩漏,指月经过多、淋漓不净和功能失调性子宫出血者。叶橘泉教授在《食物中药与便方》中也介绍:"妇女崩漏:黑木耳 60 克,加水煮烂,再加入红糖 60 克,每日分 2 次服。"另外还推荐,妇女月经过多,淋漓不止:黑木耳焙燥研细末,用红糖汤送服,每次取 3～6 克,每日服 2 次。

肉桂:俗称桂皮。性热,味甘辛,有温经、散寒、通血脉,暖子宫的功用,最宜寒凝胞宫的痛经、闭经者服食,历代医家颇多赞誉。《药性论》称其有"通利月闭"之功效。《药性类明》说:"桂能导引阳气宣通血脉,使气血同行"。《本草纲目》云:"桂性辛散,能通子宫而破血。"《玉楸药解》也载:"肉桂温暖条畅,女子月期产后,种种诸病,悉用肉桂。"凡寒性痛经及闭经者,宜在烹调时常加入桂皮,既可调味,又能治病。

提高免疫力

红糖：俗称黑砂糖、赤砂糖。性温，味甘，《医林纂要》中说它有"暖胃，补脾，缓肝，去瘀，活血，润肠"的作用，《随息居饮食谱》认为，红糖的功效在于"散寒活血，舒筋止痛"。红糖最适宜虚寒性痛经的女性以及妇女产后服食。

荷叶：性平，味甘涩，有止血之功。《本草纲目》中说它能"治崩中"。适宜月经过多，或淋漓不净、功能失调性子宫出血，即"崩中"者。用鲜荷叶25～50克煎水当茶饮，或用干荷叶研末，每次取10～15克，用米汤调服。

藕：性寒，味甘，有清热、凉血、散瘀、止血的作用，其散瘀止血的作用尤以藕节为强，适宜血热型和血瘀型月经过多、崩漏、功能失调性子宫出血。《本草经疏》云："藕，生者甘寒，能凉血止血。"《随息居饮食谱》也说："凡阴虚，肝旺，内热，血少及诸失血者，日熬浓藕汤饮之，久久自愈，不服他药可也。"对于藕节，医家常用之。《滇南本草》记载：藕节"治妇人血崩。"中国药科大学叶橘泉教授曾介绍："妇女崩漏：藕节5～6个，切碎与红糖煎服。"

地黄：性凉，味甘苦，有滋阴和养血作用，适宜阴虚内热的月经不调、功能失调性子宫出血、崩中漏下者服食。《别录》中早有"主女子胞漏下血"的记载。《日华子本草》也有"治妇人崩中血晕"之说。对血热型月经病，也颇相宜。

当归：性温，味甘辛，是中医最常用的妇科调经要药，有补血和血和调经止痛的作用，对气滞血瘀型、虚损型和寒性痛经、月经不调、崩漏、闭经者，皆宜服之。古代许多调理妇女月经病的名方，诸如治疗"冲任虚损，月水不调，脐腹疗痛，崩中漏下，血下不止"的《局方》四物汤；治疗"室女月水不通"的《圣济总录》当归丸；治疗"血崩"的《儒门事亲》当归散等，都是以当归为主药。据《陕西医药情报》报道，用当归配合红花治疗月经病，对月经不调、痛经以及子宫发育不全等54例，皆有效果。

此外，在月经期间，若为气滞血瘀的月经病，包括痛经、月经不调、崩中漏下、月经过少或闭经病人，还宜吃些金橘、金橘饼、橘皮、槟榔、佛手柑、金针菜、萝卜、砂仁等。若为寒湿凝滞或虚寒病人的月经病，平时或行经期还宜常吃狗肉、羊肉、牛肚、鸡肉、麻雀、海参、海马、牛肉、鹌鹑、鲢鱼、黄鳝、大枣、樱桃、荔枝、桃子、生姜、葱、胡椒、茴香、荜拨等。若为血热者，还宜吃些田螺、蚌肉、螺蛳、蚬肉、牡蛎肉、鸭肉、田鸡肉、兔肉、绿豆、绿豆芽、柿子、柿饼、芒果、草莓、香蕉、无花果、西瓜、苦瓜、番茄、瓠子、地耳、地瓜等寒凉性食品。若属虚损者,还宜吃牛奶、鸡蛋、甲鱼、各种鱼类、燕窝、王浆、胎盘、人参、黄芪、枸杞子、山药、首乌等食物。

第三节　食物对闭经的食疗验方

一、茶叶对闭经的食疗验方

◎ 绿茶白糖饮

　　对症食疗:治停经。

　　用量配方:绿茶 25 克,白糖 100 克。

　　制作方法:用沸水冲泡,露一宿。

　　食用方法:饮服,次日 1 次性饮服。

二、醋对闭经的食疗验方

◎ 二气丸

　　对症食疗:治月水不调,断绝不产,面黄肌瘦,憔悴不美,食有燥热。

　　用量配方:大黄 120 克,醋 1 000 毫升,用慢火熬为膏子,当归、白芍药各 60 克。

　　制作方法:将大黄、当归、白芍药研为末,用膏子和成丸,如梧桐子大。

　　食用方法:每日服 3 次,每次服 20 丸,用淡醋汤送服。

三、蒜对闭经的食疗验方

◎ 大蒜外敷方

　　对症食疗:治痛经。

　　用量配方:大蒜 1 头。

　　使用方法:将大蒜捣烂,绞取汁,用消毒棉球蘸大蒜汁后塞入耳孔中。

　　注意事项:此方为小偏方,止痛作用强,见效快,适用于痛经较剧者。

四、姜对闭经的食疗验方

◎ 姜丝炒墨鱼

　　对症食疗:辅助治疗血虚经闭。

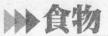

用量配方：生姜50～100克,墨鱼(去骨)400克。

制作方法：将生姜切丝,墨鱼洗净切片,入油锅烹炒至熟食用。每日食2次,佐膳食用。

注意事项：本方补血通经,益脾胃,散风寒。

五、闭经病人适宜的食疗

闭经病人饮食需分清虚实,气血两虚者可选用猪肉、羊肉、牛肉等畜肉,鸡肉、鸡蛋等禽蛋,龙眼肉、红枣、莲子、枸杞子等果品,牛奶、羊奶等乳类进行滋补食疗;气滞血淤者可选用益母草、月季花、凌霄花、桃仁、青皮、陈皮等品。忌用寒凉、酸涩、收敛等一类的食物。

第四节　食物对功能性子宫出血的食疗验方

一、茶对功能性子宫出血的食疗验方

◎ 莲子茶

对症食疗：治崩漏。

用量配方：茶叶5克,莲子30克。

制作方法：将茶用开水冲泡后取汁,莲子用温水浸泡数小时后,加入冰糖20克炖烂,倒入茶汁拌匀即可。

食用方法：食用。

二、醋对功能性子宫出血的食疗验方

◎ 醋艾牡蛎丸

对症食疗：治崩漏下血。

用量配方：牡蛎、醋、艾叶各适量。

制作方法：将牡蛎煅研,调醋捏成团,再煅,研末,用醋调艾叶末熬膏,和牡蛎末制为丸,如梧桐子大。

食用方法：每次服40～50丸,用醋送服。

三、姜对功能性子宫出血的食疗验方

◎ 乌梅姜棕炭汤

对症食疗：治血崩。

用量配方：乌梅肉、干姜、棕炭各9克。

食用方法：水煎服，每日 1 剂，早晚分服。

四、功能性子宫出血病人适宜的食物

食疗需分清虚实，虚证者可选用补气摄血之品，如墨鱼、黑木耳、山药、柿饼、红枣、莲子、扁豆、芡实、牡蛎、黄鳝、黄鱼、鸡肉、人参、黄芪等食物及药食兼用之胶、地榆、白茅根、煅牡蛎、龟板等食物，目的是清热凉血，固经止血；实证血淤出血者可选用山楂、益母草、三七粉、莲房、桃仁、红花等品，以活血止血。恢复期可多食动物肝脏、乌骨鸡、黑木耳、黑芝麻等含铁量较多的食物。忌食辛辣刺激、湿热、滋腻的食物。

第五节　食物对带下病的食疗验方

一、茶对带下病的食疗验方

◎ 儿茶散

　　对症食疗：治宫颈炎。

　　用量配方：孩儿茶适量。

　　制作方法：将孩儿茶研为细末。

　　食用方法：把茶细末均匀撒布于炎症溃疡面上，每日 1 次，连用
　　　　　　　4～5 次。

二、醋对带下病的食疗验方

◎ 醋药甲鱼汤

　　对症食疗：治肾虚带下，白带清冷，量多，淋漓不断，小便清长；腰部
　　　　　　　酸痛。

　　用量配方：甲鱼 1 只（250～500 克），山药 50 克，米醋适量。

　　使用方法：先用醋炒甲鱼，再与山药一起放入沙锅内煮汤，熟后服
　　　　　　　食甲鱼与汤。

三、蒜对带下病的食疗验方

◎ 蒜参糖方

　　对症食疗：治带下黄兼阴痒、滴虫性阴道炎。

　　用量配方：陈大蒜头 9 克，苦参、蛇床子各 6 克，白糖 3 克。

　　制作方法：将上述 4 味药焙干研末装入胶囊，用时先取葱白 8～10

根,加水熬煮,随后坐浴 10 分钟,然后取胶囊 2 粒塞入阴道内。

使用方法:每晚 1 次,连用 5～10 天。

四、姜对带下病的食疗验方

◎ 豆芽姜汁方

对症食疗:治白带。

用量配方:绿豆芽(连头根)1 500 克,生姜汁 90 毫升,黄蔗糖 120 克。

制作方法:将绿豆芽洗净,加水两大碗,煎透去渣,倒入生姜汁、黄蔗糖,用文火收膏。

食用方法:每日 1 剂,用沸水冲服,连服。

五、盐对带下病的食疗验方

将适量的盐与艾叶一起炒热后,用布包好,热敷肚脐、小腹、腰骶部。

六、带下病病人适宜的食物

凡患带下的妇女,宜分清虚实而选食以下食物:

乌骨鸡:性平,味甘,有补虚、益气、健脾、固肾之功,凡体质虚弱的妇女白带过多者,宜常食之。明·李时珍曾说:"乌骨鸡补虚劳羸弱,益产妇,治女人崩中带下虚损诸病。"治带下病方:乌骨鸡 1 只,洗净,把白果、莲子、糯米各 15 克,胡椒 3 克一起放入鸡腹内煮熟,空腹食用。普通老母鸡营养也很丰富,也有益气补虚的作用;民间常用老母鸡同黄芪或山药炖汤食用,对体虚带下者很有效果。

麻雀:雀肉与雀卵均有补肾阳、益精血的作用,对肾阳不足、白带清稀、腰酸怕冷者,食之最宜。《日华子本草》载:雀肉"壮阳益气,暖腰膝,缩小便,治带下。"《中药大辞典》云:"雀卵补肾阳,益精血,调冲任,治女子血枯、崩漏、带下。"

猪肚:性温,味甘,能健脾胃、补中气,对脾虚带下之人,宜经常食用。清代医学家王孟英认为,"猪肚止带"。《本草经疏》指出:"猪肚,为补脾胃之要品,脾胃得补,则中气益。其补益脾胃,则精血自生,虚劳自愈。"这就是补脾胃而止白带的道理。

淡菜:性温,味咸,有补肝肾、益精血的作用,适宜肾虚带下者食用。《本草汇言》中说:"淡菜,补虚养肾之药也。"《本草拾遗》载:"主虚羸劳损,带下。"《嘉祐本草》亦云:"治虚劳伤惫,精血少者,及妇人带下。"

鳖肉:性平,味甘,有滋阴之功,对肾虚体弱的带下病人,宜食之。《日华子本草》中说:鳖肉能"益气调中,妇人带下。"清·王孟英也认为,鳖肉能"滋肝肾之阴,清虚劳之热,主脱肛,崩带"。对脾虚带下及黄带者不宜选用。

白扁豆:性平,味甘,有健脾化湿的作用,最适宜脾虚带下的妇女食用。宋代医学家、文学家苏颂曾说过:扁豆"主女子带下。"《永类钤方》也有"治赤白带下:白扁豆炒为末,用米饮每服二钱"的记载。古代医家认为,"扁豆,脾之谷也,与脾性最合,为和中益气佳品。但其味轻气薄,单用无功"。对脾虚脾湿带下病人,最宜用扁豆煮粥食,或用扁豆配合山药、莲子、芡实等一起煨烂服用。

扁豆花:每年7~8月间,采收完全开放的扁豆花,晒干或阴干备用,也可服食新鲜者,它有健脾和胃祛湿的功效。《本草图经》即有"主女子赤白带下,干末,米饮和服"的记述。明·李时珍也说:"焙研服,治崩带,功同扁豆。"白带过多,量大如冲,谓之白崩。《奇效良方》载有"治妇人白带:白扁豆花焙干为末,炒米煮饮入烧盐,空心服"。可见扁豆花治带功效卓著。

豇豆:性平,味甘,因为豇豆既能补脾胃,又能益肾气,故凡脾虚或肾虚带下之人,均宜常食之。《本草纲目》曾记载:"豇豆理中益气,补肾健胃,和五脏,调营卫,生精髓。"《四川中药志》亦云:"滋阴补肾,健脾胃,治白带。"在民间,有用豇豆炖鸡肉服food,治疗妇女带下病的习惯。

山药:性平,味甘,有补脾、补肾、补肺、固精、止带的作用,对体质虚弱的妇女白带过多者,宜常食之。《本草正》中认为,"山药能健脾补虚,滋精固肾,治诸虚百损,疗五劳七伤"。凡脾虚带下或肾亏带下者,常食久食,多有卓效。

莲子肉:性平,味甘涩,能补脾、补肾、补心、固涩止带,脾肾亏虚、白带频多、质淡如涕者,最宜食用。《玉楸药解》说得好:"莲子甘平,甚益脾胃,而固涩之性,最宜滑泄之家。"妇女脾虚肾亏而白带如崩,量多如注,也属"滑泄之家",常服莲子,极有良效。中国药科大学叶橘泉教授曾介绍:妇女腰酸带多,体质虚弱者:莲子、芡实各60克,鲜荷叶手掌大1块,以适量糯米煮粥,也可加砂糖适量调服。

芡实:性平,味甘涩,既能补肾固下,又能补脾止带,凡脾虚或肾亏的带下病人,均宜食用。尤其是芡实与山药一起服食,更为有益。如《本草新编》所云:"芡实不特益精,且能涩精补肾,与山药并用,各为末,日日米饮调服。"《本草求真》还说:"芡实功与山药相似,然山药之阴,本有过于芡实,而芡实之涩,更有甚于山药。"所以,芡实与山药同食,对脾肾亏虚的带下妇女,极有效果。这种食物配伍,相得益彰。

白果: 为银杏的种仁,民间常用以治疗白带过多。《濒湖集简方》曾介绍:"治赤白带下,下元虚惫:白果、莲肉、糯米各五钱,为末,用乌骨鸡一只,去肠盛药煮烂,空心食之。"应当注意的是,白果多食可致中毒,所以1次用量不宜过大。另外,白果叶也有治带的功效,《中药志》中有载:"白果叶,敛肺气,平喘咳,止带浊。治痰喘咳嗽,白带白浊。"

马齿苋: 性寒,味酸,有清热解毒、散血消肿之功,适宜湿热赤白带下或黄带之人食用,该症多由湿热凝滞,寒滑以利导之,而湿热可泄,又兼能入血破淤,故也治赤带。《海上集验方》中介绍:"治赤白带下,不问老稚孕妇悉可服:马齿苋捣绞汁,鸡蛋清温热,倒入马齿苋汁,微温顿饮。"此法在《食物中药与便方》中也有类似记载。

水芹菜: 性凉,味甘辛,能清热利水,妇女湿热带下宜煮食之。早在2 000多年前的《神农本草经》中就有水芹"主女子赤沃"的记载,即指治疗妇女赤带而言。《日华子本草》亦云:"水芹治烦渴,疗崩中带下。"湖南民间还有"水芹12克,水煎服,治白带"的习惯。

薤白: 俗称小蒜、野蒜。清代食医王孟英说它能"宽胸止带"。早在唐朝食医孟诜的《食疗本草》中就有"薤,治妇人赤白带下"的记载。在《食医心镜》中也有介绍:"治赤白带下:薤白一握,切,煮粥食之。"

蕺菜: 俗称鱼腥草。性寒,味辛,有清热解毒的作用,对湿热带下,也相当于妇女盆腔炎感染所致的黄带或赤带,最宜食之。江西民间多有用"鱼腥草45～50克,水煎服,治白带"的习惯。叶橘泉教授《食物中药与便方》中介绍:"治妇女子宫内膜炎、宫颈炎、附件炎、赤白带下腥臭,下腹痛者:鱼腥草30～60克,鲜者加倍,蒲公英、忍冬藤各30克,水煎服。"

枸杞头: 性凉,味甘平,适宜肾虚带下和湿热带下的妇女食用,因为枸杞头既可补虚益精治肾亏,又能清热解毒止带下。《滇南本草》中介绍:"治年少妇人白带:枸杞尖做菜,用鸡蛋炒食。"也可用鲜嫩枸杞头洗净后凉拌食用。

荞麦：性凉，味甘，湿热带下之人宜食之。明代药物学家李时珍曾说："荞麦，治浊带，气盛有湿热者宜之。"《本草求真》亦云："荞麦，味甘性寒，凡白带属气盛湿热等症，是其所宜。"《纲目》济生丹治疗女子赤白带下症，就是用"荞麦炒焦为末，鸡蛋白调和为丸服用"；也可用荞麦面5～10克，砂糖水冲服；还可将荞麦面炒香，用开水搅成稀糊或煮粥食。

韭菜子：有补肝肾、治带下之功，尤其适宜肾亏阳虚、白带清稀、量多如涕者食用。《本草纲目》载："韭子，补肝及命门，治女人白淫白带。"《千金方》中介绍："治女人带下：韭子七升，醋煮千沸，焙，研末，炼蜜丸，梧桐子大，每服三十丸，空心温酒下。"也可用韭菜子炒熟，研末，每次用5～10克，与粳米煮粥食用。

金樱子：俗称山石榴、蜂糖罐。性平，味酸涩，能收涩止带，凡体质虚弱的带下病妇女，食之最宜。《闽东本草》介绍："治女子白带：金樱子去毛、核50克，水煎服，或和猪膀胱，或和冰糖炖服。"也可参照《食物中药与便方》中的方法："体虚白带：金樱子1 500克，臼中捣碎，加水煎3次，去渣，过滤后再浓煎，加蜂蜜收膏，每日临睡时服1匙，用沸水冲服。"

豆腐锅巴：据《食物中药与便方》介绍："妇女赤白带下：用豆腐锅巴（黄色者佳），炒燥为末，每次6克，1日3次，如赤带可用红糖汤冲服；白带用白糖汤冲服。如妇女白带多腰酸，可用豆腐锅巴30～60克，豆腐皮1张，鸡蛋1个，白糖适量，略加水煮食，每日1碗，早晨空腹服下。"

肉苁蓉：性温，味甘酸而咸，有温补肝肾的作用，对脾肾阳衰、白带清稀如涕、小腹冷、四肢不温的妇女，食之最宜。《药性论》记载："益髓，悦颜色，延年，治女人血崩，赤白带下。"《日华诸家本草》也认为，肉苁蓉可"治男子泄精遗沥，女子带下阴痛"。盛产肉苁蓉的内蒙古、甘肃、新疆的民间百姓，对体虚带下的妇女，喜用鲜嫩肉苁蓉作食品，刮去鳞甲，用酒洗净黑汁，薄切后与山药、羊肉作羹，认为这样食用，胜服补药。

首乌粉：性微温，味甘涩，是补益肝肾的滋补调养食品。早在宋代，《开宝本草》就有何首乌"治妇人产后及带下诸疾"的记载。《药品化义》也说：何首乌"治腰膝软弱，除崩漏，解带下。"对肝肾不足的带下妇女，食之最宜。正如明·李时珍所说："肾主闭藏，肝主疏泄，何首乌气温味苦涩，苦补肾，温补肝，能收敛精气，所以能养血益肝，固精益肾，为滋补良药。"服用时可用红糖或白糖与首乌粉拌匀，用沸水冲匀服食。

黄芪：性微温，味甘，有补中益气之功，对体质虚弱、气虚下陷崩漏

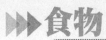

带下者,宜食之。《日华子本草》中指出:"黄芪助气壮筋骨,长肉补血,治血崩,带下,产前后一切病。"用黄芪炖老母鸡,则更能增强益气补虚的效果。

此外,体虚带下的妇女还宜食用猪髓、鹿胎、鹿茸、山羊肉、羊肾、阿胶、乌贼鱼肉、鲅鱼、鳢鱼、蚌肉、蛤蜊、猪瘦肉、牛肉、鸡蛋、豆浆、牛奶、燕窝、银耳、栗子、胡桃等;湿热带下者还宜吃丝瓜、裙带菜、荠菜、甜菜(莙荙菜)、苋菜、马兰头、绿豆、赤小豆、苡仁米、紫菜、荸荠、旱芹、菊花脑、冬瓜、西瓜等食物。

第六节　食物对阴疮的食疗验方

一、茶对阴疮的食疗验方

◎ 鸡内金轻粉茶方

　　对症食疗:治阴疮。

　　用量配方:普洱茶、鸡内金各1钱,轻粉5分,冰片3分。

　　制作方法:研细干掺。

　　使用方法:搽阴肿处。

二、蒜对阴疮的食疗验方

◎ 大蒜外洗

　　对症食疗:治阴肿。

　　用量配方:大蒜2～4头。

　　制作方法:将大蒜去皮、洗净,放入锅中,加水共煮,拣去蒜留汤备用。

　　使用方法:外洗患处。

三、姜对阴疮的食疗验方

◎ 牡蛎散

　　对症食疗:治阴下湿痒。

　　用量配方:牡蛎22克,干姜22克。

　　制作方法:将上述2味一起研为细粉。

　　使用方法:每日2次,扑患处。

第七节　食物对不孕症的食疗验方

一、茶对不孕症的食疗验方

◎ 通经益孕茶

对症食疗：治痛经不孕症。

用量配方：茶树根 15 克，小茴香 15 克，凌霄花 30 克，黄酒适量，老
　　　　　母鸡 1 只。

制作方法：将茶树根和小茴香一起放入容器，加黄酒适量，隔水炖
　　　　　2～3 小时，滤取浓汁，加入红糖拌匀即可；凌霄花与老
　　　　　母鸡同炖至熟，加少许米酒和食盐即可。

食用方法：在月经来时，服茶树根与小茴香汤汁；再在月经干净后
　　　　　的第 2 天，服食老母鸡与凌霄花的炖汁与鸡肉（现制现
　　　　　吃）。每月 1 次，连服 3 月。

二、姜对不孕症的食疗验方

◎ 姜糖饮

对症食疗：治宫冷不孕。

用量配方：鲜生姜 500 克，红糖 500 克。

制作方法：将生姜捣烂如泥，调入红糖，放入锅内蒸 1 小时取出，放
　　　　　在阳光下晒 3 天，再蒸再晒，共蒸 9 次晒 9 次，伏天每伏
　　　　　蒸晒 3 次。

使用方法：在见月经来的第 1 天开始服用，每日 3 次，每次 1 汤匙，
　　　　　连服 1 个月，不得间断。

注意事项：忌房事。

三、不孕症病人适宜的食物

饮食宜富有营养，可经常食用新鲜蔬菜、水果、鱼类、肉类、蛋类、乳
类、豆制品等。属于肾虚者可选用鹿肉、鸽肉、鹌鹑肉、黑芝麻、核桃仁、
黑大豆、冬虫夏草、鹿角胶、桑蚕蛹、菟丝子等补肾益精的食物及药食兼
用之品；属于肝郁者可选用金橘饼、青皮、陈皮、萝卜、萝卜子、薄荷、橘叶
等疏肝理气的药食之品；属于痰湿者可选用苡仁、陈皮、半夏、茯苓、橘
子、荸荠等化痰祛湿的药食佳品；属于血淤者可选用生山楂、黄酒、藕节、

玫瑰花、月季花、凌霄花、益母草、桃仁、红花等食物及药食兼用之品。忌食辛辣、生冷、烟、酒等食物。

第八节　食物对产后恶露不尽的食疗验方

一、茶对产后恶露不尽的食疗验方

◎ 红糖茶

对症食疗：治产后恶露不尽。

用量配方：红糖、茶叶各适量。

食用方法：泡茶饮，每日3次。一般不超过10天。

二、醋对产生恶露不尽的食疗验方

◎ 止恶露糊剂

对症食疗：治产后恶露不绝。

用量配方：生蒲黄60克，醋适量。

食用方法：把醋煮沸，放入蒲黄调为糊状服下。

三、姜对产后恶露不尽的食疗验方

◎ 姜大黄散

对症食疗：治产后恶露不尽。

用量配方：干姜10克，大黄30克。

制作方法：将上述2味共研为末。

使用方法：每日2次，每次服2～3克。

四、孕妇产后适宜的食物

孕妇产后宜选择下列食物：

粳米：性平，味甘，孕妇产后宜煮粥食用，有补中益气、健脾和胃的效果。《滇南本草》认为，粳米能"治诸虚百损，强阴壮骨"。清代食医王孟英还说："粳米甘平，宜煮粥食，粥饭为世间第一补人之物，故贫人患虚证，以浓米汤代参汤，对病人、产妇，粥养最宜。"

燕麦：性温，味甘，能益气补虚，孕妇产后体质虚弱，或产后缺乳，或产后多汗、盗汗、产后便秘，或产后水肿，皆宜食之。据现代研究，燕麦的营养价值颇高，在粳米、小米、白面、高粱粉、玉米等9种粮食中居于首位,是产妇最佳的食疗补品。

羊肉:性温,味甘,有益气补虚,温中暖下的作用,尤其是秋冬孕妇生产过后,体虚怕冷、小腹冷痛、气血不足者,食之最宜。《千金·食治》载:"羊肉主暖中止痛,利产妇。"我国古代最有名的医学家张仲景有一名方——当归生姜羊肉汤,就是专治产后腹中疗痛及腹中寒疝,虚劳不足:当归三两,生姜五两,羊肉一斤。上3味,以水八斤,煮取三斤,日三服。这对产后虚冷者颇有效益。

鸡肝:有养肝补血作用,孕妇产后失血过多,贫血萎黄虚赢者宜食之。《现代实用中药》载:"鸡肝适用于萎黄病,妇人产后贫血。"此外,其他动物的肝脏,如牛肝、猪肝、兔肝、羊肝等,产妇皆宜服食。

鸡肉:性温,味甘,有温中、益气、补虚的作用,孕妇产后体质虚弱或产后乳少者,最宜食用,民间也多有产后用老母鸡煨汤补养的习俗。《日华诸家本草》中也早有"添髓补精,助阳气,暖小肠,安心定志补心血,补产后虚赢"的记载。另外,乌骨鸡,孕妇食之亦宜,明·李时珍在《本草纲目》中也说:"乌骨鸡补虚劳赢弱,益产妇。"对于鸡肉的选择,民间风俗习惯认为,老母鸡的补益功效更高,而且又有祛风作用,认为母鸡越老,祛风补气血功效越好。这是因为老母鸡瘦肉多,钙质多,用文火熬汤,最宜产后妇女。若能再加入党参20～30克,红枣10～20枚,生姜50克共炖服,功效显著,不但精力可望迅速复原,还不会因调补不当而引起其他产后疾病。

鸡蛋:性平,味甘,营养丰富而全面,又容易消化吸收,蛋黄又含较多的卵磷脂和铁质,能补益气血、生肌长肉,对恢复体力有很大的补益作用,是产后极好的补养之品,也是民间传统的产后食物补品之一。

阿胶:性平,味甘,有滋阴、补血和止血的作用,适宜孕妇产后虚弱、贫血、产后血晕和产后恶露不止者服食。产妇在怀孕期间以及分娩时出血过多,都易造成阴虚和贫血,阿胶正是补血止血和滋阴佳品。产后血晕,多因分娩失血过多所致,而阿胶能补血;产后恶露不断、淋漓不绝,也因气血两虚,阿胶又能止血。正因如此,明代药物学家李时珍认为,阿胶能"疗胎前产后诸疾"。

海参:性温,味咸,有补肾益精、养血润燥的作用。清代医学家王孟英认为,海参能"滋阴,补血,健阳,润燥,调经,养胎,利产。凡产后病后衰劳尪屠,宜用火腿或猪羊肉煨食之"。海参最宜产后体虚和产后便秘

117

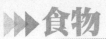

者服食。营养成分分析表明,海参是一种高蛋白滋补品,每 500 克海参中,蛋白质含量可高达 55.5%～61.6%,脂肪含量却很少,仅 1.85%,而且又含丰富的铁、碘、钒、磷、钙等微量元素。

螃蟹: 性寒,味咸,有清热、散血的作用,适宜孕妇产后恶露不下及儿枕痛者食用。《日华诸家本草》记载:"治产后肚痛血不下。"《滇南本草》中也有介绍:"治妇人产后儿枕痛:河螃蟹不拘多少,用新瓦焙干,热烧酒服,良效。"对产后淤积腹痛,即儿枕痛,多吃蟹爪也宜,因蟹爪活血作用更强。《日华诸家本草》中也说:"蟹爪破宿血,治产后血闭肚痛。"

山楂: 性微温,味甘酸,有消食积、散瘀血的功效,适宜产后儿枕痛和恶露不尽者服食。明代医学家缪希雍指出:"产后恶露不尽,蓄于太阴部分则为儿枕痛,山楂能散宿血,治产妇腹中块痛也,故产妇宜多食之。"元代大医家朱丹溪有一法:"治产妇恶露不尽,腹中疼痛,或儿枕作痛:山楂百十个,打碎煎汤,入砂糖少许,空腹温服。"中国药科大学叶橘泉教授也曾介绍:"山楂能收缩子宫,治产后淤血腹痛:山楂 30 克,水煎浓汁,去渣加红糖,1 日分 2 次服。"

龙眼肉: 性温,味甘,有很好的补气血、益心脾、安神志的效果,适宜产妇失血较多,以致体虚贫血、失眠心慌、水肿乏力、久不复原者食用。《泉州本草》就说它能治妇人产后水肿,气虚水肿:用龙眼肉 15～20 克,磕入鸡蛋 2 个,水煮后服食,有较好补血养血的调理效果。

胡桃: 性温,味甘,有补肾强腰、益肺定喘、润肠通便的作用,适宜产后腰痛、产后便秘、产后气喘、产后尿频者食用。《普济方》记载:"治产后气喘:胡桃仁(不必去皮)、人参各等份。每服五钱,水二盏,煎七分,频频呷服。"产后体虚、小便频数、大便干结、肾虚腰痛者,宜用胡桃 1～2 个,早晚嚼食。

芸薹: 又叫油菜、青菜。有散血作用,适宜产后恶露不尽及儿枕痛者服食。《本草拾遗》中载:"芸薹破血,产妇煮食之。"《日华诸家本草》也云:"治产后血风及瘀血。"若产后单纯性体质虚弱而无瘀血者应少食或不食。

慈姑: 有行血通淤的作用,适宜产后恶露不下、儿枕痛,或胎衣不下者食用。《唐本草》记载:"慈姑主产后血闷,攻心欲死,产难衣不出,捣汁服一升。"《食物中药与便方》中也介绍:"产后胞衣不下:鲜慈姑切碎捣烂绞汁 1 小杯,以温黄酒半杯和服。"

　　鲜藕：性寒，味甘，有清热、凉血、散淤的作用，适宜产后恶露不尽及儿枕痛者食用。一般来说，孕妇生产后不宜吃生冷性寒之物，由于藕能散血化淤，故而不忌。正如唐代食医孟诜所说："产后忌食生冷物，唯藕不同生冷，为能破血故也。"《本草经疏》也云："藕，生者甘寒，主消散瘀血，产后血闷。"藕节散淤止血效果更好，《本草汇言》记载："藕节，消瘀血。治产后血闷腹胀，捣汁，和热童便饮，有效，盖止中有行散之意。"《纲目拾遗》中还说："藕节粉，产后食之尤佳。"

　　生姜：性温，味辛，有散风寒、止呕恶、化痰涎的作用，适宜孕妇生产过后感受风寒、怕冷发热、恶心呕吐者食用；生姜又能温经暖中，去淤血而养新血，故产后小腹冷痛、恶露不下者宜食之。正如《医学入门》所云："姜，产后必用者，以其能破血逐淤也。"

　　肉桂：性热，味甘辛，能补元阳、暖子宫、通血脉，适宜产后小腹冷痛、恶露不下、子宫寒冷者服食。《肘后方》中有"治产后腹中瘕痛：桂末，温酒服"的记载。《千金翼方》有"桂心汤"，是专门"治产后余寒"，即以肉桂为主。《药性类明》中说："桂能导引阳气，宣通血脉，使气血同行。"《本草正》明言："最治妇人产后血淤儿枕痛。"《玉楸药解》还指出："肉桂，温暖条畅，善行结滞。女子月期、产后，种种诸病，悉用肉桂，余药不能。"故凡产后与寒有关者，皆宜在烹调之时，多佐以肉桂调味，最为有益。

　　红糖：即赤砂糖。性温，味甘，有补虚、活血、化淤的作用，尤其适宜产后血晕和恶露不行者服食。《本经逢原》记载："熬焦，治产后败血冲心。"《本草求真》还说："砂糖，能行血化淤，是以产妇血晕，多有用此与酒冲服，取其得以入血消淤也。"正因如此，在产褥期内，民间常给产妇吃些红糖水或红糖大枣汤、红糖面、红糖馓子、红糖鸡蛋汤等，不但能益气温中补血，还能缓中行血活血，温经驱淤，排除恶露，有助于子宫的康复。

　　当归：性温，味甘辛，能补血，活血，止痛，适宜产后血晕及儿枕痛者食用。元代医学家李杲说：当归"主产后恶血上冲"。《本草正》也云："产后儿枕作痛，当以此为君。"古代产后名方《圣惠方》中的当归散："治产后败血不散，结聚成块（俗呼儿枕）"；《金匮要略》的当归生姜羊肉汤："治产后腹中疗痛"；《局方》四物汤："治产后乘虚，风寒内搏，恶露不下，小腹坚痛"等，均以当归为主。也可单用当归 10～15 克，与红糖适量，煎水服也佳。

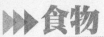

此外,产褥期内还宜食用牛肉、牛奶、猪肉、乌骨鸡、狗肉、龟肉、鲫鱼、各种内河鱼、豆制品、大枣、花生、莲子、南瓜子、党参、太子参、黄芪、银耳、燕窝等食物。

第九节　食物对产后腹痛的验方

一、茶对产后腹痛的食疗验方

◎ 益母糖茶

> 对症食疗:治产后小腹隐隐作痛,喜按,恶露量少色淡,头晕耳鸣,面色苍白,舌质淡红,苔薄,脉虚细。
>
> 用量配方:益母草 6 克,红糖 15 克,茶叶 3 克。
>
> 制作方法:将上述 3 味一起放入杯内,冲入沸水,泡 15 分钟即可饮用。
>
> 食用方法:代茶饮。

二、醋对产后腹痛的食疗验方

◎ 茱萸二仁香醋方

> 对症食疗:治产后腹痛。
>
> 用量配方:吴茱萸 12 克,栀仁 10 克,桃仁 3 克,沉香 3 克,醋适量。
>
> 使用方法:将上述前 4 味共研细末,调醋敷痛处静卧,不宜过多按揉。

三、姜对产后腹痛的食疗验方

◎ 糖汤

> 对症食疗:治产后腹痛。
>
> 用量配方:老姜 6 克,红糖 30 克。
>
> 使用方法:水煎服,每日 1 剂,分早晚 2 次饮服。

第十节　食物对产后杂症的食疗验方

一、茶对产后杂症的食疗验方

◎ 蜜芷茶

> 对症食疗:治妇人胎前产后伤风头痛,血虚头痛,头风眩晕等症。

用量配方：香白芷不拘量,蜂蜜适量,茶叶适量。

制作方法：将香白芷洗晒,研末,炼蜜为丸如弹子大,通风处阴干或烘干,瓷罐封储备用。

食用方法：每日2～3次,每次服1丸,嚼化,用茶叶6克煎汤,取清汁送服。

注意事项：该茶丸中香白芷性味辛温,具有疏风解表、理气止痛之功效。用蜜制意在防白芷辛散太过而润其性,以使辛散有度,祛风邪止头痛而不伤其正。茶清送服,取茶叶清香顺气,又有清头目之功,可助白芷一臂之力,使之祛风解表、理气止痛作用更胜一筹。

二、醋对产后杂症的食疗验方

◎ 黑木耳醋方

对症食疗：治产后虚弱、手足麻、抽筋等症。

用量配方：黑木耳30克,醋50毫升。

使用方法：将黑木耳用醋浸2小时后,分2次食用。

三、蒜对产后杂症的食疗验方

◎ 羊肉蒜汤

对症食疗：治产后带下赤白。

用量配方：香豉、大蒜各90克,羊肉500克,加酥1盏。

制作方法：将大蒜去皮洗净,羊肉洗净切块,与其他2味一起煮熟即可。

使用方法：每日服用1～2次。

四、姜对产后杂症的食疗验方

◎ 芝蒌姜汤

对症食疗：治产后咳嗽。

用量配方：芝麻20克,生姜20克,丝瓜蒌1个。

服用方法：将芝麻、生姜共捣为糊状,加入瓜蒌、红糖适量,水煎取汁饮服。

121

第四章

食物对儿科疾病的食疗验方

提高免疫力

　　人从十月怀胎到一朝分娩,从呱呱坠地到自立行走,是生命开始的最初阶段。在西方,妇女一怀孕,就预示着新生命的开始,胎儿就受到法律的保护,打胎是终止新的生命,是犯罪行为;而在我国,胎儿出生后,新的生命才被保护。

　　人从出生到学会走路是婴儿期,在 12 岁以前均视为儿童,是人类的弱势群体,需要保护和特别护理,因此有了儿科。儿科也称少儿科,儿科是专门为儿童服务而设立的医疗科目。在利用食物治病时儿科更应该严格把关,特别在用量上要正确无误,在选料上要新鲜干净,合理营养与食疗食补相结合,才能达到满意的疗效。

第一节　食物对小儿感冒的食疗验方

一、茶对小儿感冒的食疗验方

◎ 绿豆青茶

　　　　对症食疗:治流行性感冒,对咽喉肿痛、热咳者效果更佳。

　　　　用量配方:生绿豆 50 粒(捣碎),青茶 3 克,冰糖 15 克。

　　　　制作方法:将绿豆洗净,捣碎带皮与青茶叶、冰糖一起放入茶杯,冲
　　　　　　　　　入沸水,加盖焖 20 分钟即可。

　　　　食用方法:每日 1 剂,当茶饮服。

二、醋对小儿感冒的食疗验方

◎ 食醋蒸疗法

　　　　对症食疗:防治感冒。

　　　　用量配方:食醋适量(5～10 毫升)。

制作方法：关闭门窗,将食醋用 1～2 倍清水稀释。

使用方法：加热熏蒸,每次熏 1 小时,每日或隔日熏 1 次,连熏
3～6 天。

三、蒜对小儿感冒的食疗验方

◎ 大蒜艾叶熏疗法

对症食疗：治感冒流涕、鼻塞、鼻孔干燥等症。

用量配方：石菖蒲、艾叶、大蒜头各等份。

制作方法：将上述 3 味共研细末,装瓶冲入热水。

使用方法：让小儿鼻嗅药香味和蒸汽,热气不够时,可重新加热水
或药物,每天嗅 2～3 次。

四、葱对小儿感冒的食疗验方

葱 1 把,麻油少许。将葱捣烂取汁,加入麻油拌匀,用手指蘸葱油摩
揉小儿胸部剑突处、头顶、背脊诸处,每处摩揉 10 余下,然后卧床盖被,
出微汗而解。

五、姜对小儿感冒的食疗验方

◎ 萝卜姜汤

对症食疗：治小儿风寒感冒咳嗽、流清涕。

用量配方：大青萝卜 1 个,饴糖 10 克,生姜 1 块。

制作方法：将萝卜洗净,捣烂取汁;生姜洗净,捣烂取汁。取萝卜汁
3～5 毫升,生姜汁 3 滴,加入饴糖 10 克,放入容器中,
加盖用文火煨炖 20 分钟即可。

食用方法：趁热喝,每晚睡前 1 次服完,连服 3 次即可见效。

第二节　食物对小儿腮腺炎的食疗验方

一、茶对小儿腮腺炎的食疗验方

◎ 青叶公英茶

对症食疗：治流行性腮腺炎、红肿热痛、发热等症。

用量配方：大青叶 30 克,青茶叶 9 克,蒲公英 30 克,紫花地丁
30 克。

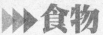
制作方法：将上述 4 味一起放入沙锅内,加水煎汤。

食用方法：每日 1 剂,随时当茶饮。

二、醋对小儿腮腺炎的食疗验方

◎ 生大黄外用方

对症食疗：治腮腺炎。

用量配方：生大黄 3～4 克,醋适量。

制作方法：将生大黄研成细末,加醋调成糊状。

使用方法：外敷腮部,每日敷 1～2 次。

三、腮腺炎患儿适宜的食物

腮腺炎患儿饮食宜清淡、易消化、无刺激为原则,可选用蔬菜汁、水果汁、豆浆、米汤、稀饭、蛋花汤、绿豆、赤小豆、马齿苋、香椿等食物。忌用油腻、辛辣、香燥等食物。

第三节　食物对小儿腹泻的食疗验方

一、茶对小儿腹泻的食疗验方

◎ 绿茶方

对症食疗：清洗,消食,止泻。治婴幼儿腹泻。

用量配方：云南绿茶 1 克。

制作方法：将茶研为极细粉。

食用方法：单纯性婴幼儿腹泻,每天用茶末 1 克,分 3 次用温开水或乳汁调服。连服 1～4 日为 1 个疗程。

二、蒜对小儿腹泻的食疗验方

◎ 蛋清大蒜方

对症食疗：治小儿腹泻。

用量配方：鸡蛋 1 个,大蒜 12 克。

制作方法：将大蒜去皮捣烂如泥,用鸡蛋清调匀。

使用方法：敷涌泉穴,用纱布固定。

三、姜对小儿腹泻的食疗验方

◎ 生姜山楂粥

对症食疗：治小儿秋季腹泻。

用量配方：粳米 250 克,红糖 15 克,生姜 20 克,山楂 20 克,莱菔子
15 克。

制作方法：先将莱菔子、山楂、生姜放入沙锅内,加水煎 40 分钟,弃
渣留汁,放入粳米煮粥,粥将熟时加入红糖调味。

食用方法：每日服 3 次,5 日为 1 个疗程。

四、腹泻患儿适宜的食物

腹泻患儿饮食应清淡,易消化,可选用米汤、稀粥、藕粉、面条等流质和
半流质。麦芽、谷芽、山楂、神曲、茯苓、山药、薏苡仁、莲子、红枣、粟米等健
脾胃、助消化的药食兼用之品有较好疗效,可选择食用。忌食油腻、荤腥、
质硬、粗糙、多纤维的不易消化食物。忌食咖啡、茶水及含糖、含气饮料。

第四节　食物对小儿遗尿症的食疗验方

一、茶对小儿遗尿症的食疗验方

◎ 蛋茶方

对症食疗：治小儿夜尿、腰膝酸痛。

用量配方：茶叶 8 克,食盐 3 克,鸡蛋 10 个。

制作方法：将茶、蛋一起放入锅中煮约 8 分钟,把蛋壳磕破,放入盐
再煮 10～15 分钟即可。

食用方法：取蛋去皮蘸酱油食用。

二、醋对小儿遗尿症的食疗验方

◎ 茴香巴戟天外用方

对症食疗：治小儿遗尿。

用量配方：小茴香 7 克,公丁香 3.5 克,巴戟天 10 克,葫芦瓢 10 克,
醋适量。

制作方法：将上述前 4 味共研为细末,用醋调之。

使用方法：在睡前敷于脐上,用绷带裹之(松紧要合适),次晨取下,
连用 3 天。若无效,1 周后再用上法连敷 3 天。

三、姜对小儿遗尿症的食疗验方

◎ 猪腰生姜方

对症食疗：治遗尿症。

用量配方：猪腰子 1 只,生姜 3 片,盐适量。

制作方法：将猪腰子洗净,从侧面剖开 2/3,夹入生姜 3 片,抹上少
许食盐,用薄白纸包 2 层,再用黄泥裹上,放入柴中煨。
待泥干香味散出,即可取出食用。

食用方法：每日 1 只,连服 2 只为 1 个疗程。

四、小儿遗尿症患儿适宜的食物

遗尿症患儿饮食可选择补肾健脾类食物及药食兼用之品,如核桃
仁、猪肾、羊肾、鹿肉、龟、甲鱼(鳖)、狗肉、羊肉、莲子、山药、芡实、
红枣、鸡肫、鸭肫、鳝鱼、牛奶、羊奶、猪肚等食物。晚餐不宜多饮汤水,
饭后注意控制饮水量。

第五节　食物对婴幼儿惊厥的食疗验方

一、茶对婴幼儿惊厥的食疗验方

◎ 苦茶葱须汤

对症食疗：治小儿无故惊厥。

用量配方：苦茶 10 克,葱须 2 根。

制作方法：水煎取汁。

食用方法：每日服 2 次。

二、醋对婴幼儿惊厥的食疗验方

◎ 代赭石醋疗方

对症食疗：治小儿抽搐(惊风)。

用量配方：代赭石 12 克,醋适量。

制作方法：将代赭石研为末,用醋调匀。

使用方法：敷涌泉穴,包扎固定好。

三、蒜对小儿惊厥的食疗验方

◎ 大蒜蛋清外敷方

对症食疗：治小儿惊风。

用量配方：大蒜头 12 克,鸡蛋 1 个。

制作方法：将大蒜去皮,捣烂如泥,用鸡蛋清调匀。

使用方法：敷于涌泉穴，用纱布包扎固定，药干后需重新换药。

四、姜对小儿惊厥的食疗验方

◎ 姜桂香连散

对症食疗：治慢惊风。

用量配方：干姜、肉桂、丁香、黄连各 3 克。

制作方法：将上述 4 味共研为细末。

食用方法：每次服 1.8 克，用沸水冲服。

五、小儿惊厥患儿适宜的食物

牛乳： 在婴儿不能靠母乳喂养的情况下，宜服用牛乳。与母乳相比，每 100 毫升牛奶所含的脂肪、热量与母乳相近，但蛋白质含量高出近 2 倍，其蛋白质主要是含磷蛋白质——酪蛋白，也含有清蛋白与球蛋白，这 3 种蛋白质都含全部必需氨基酸。所以，清代医学家王孟英曾说："牛乳甘平，功同人乳。小儿失乳者，牛羊乳皆可代也。"为了适宜婴儿的消化功能和蛋白质需要量，应加水稀释，以降低蛋白质浓度。

羊乳： 古人云："羊乳甘平，功同牛乳。"在边区或少数民族地区，尤为多用，其营养价值与牛乳相似。婴儿常服食羊乳，不易感染结核菌是其特点。但应提醒注意的是，长期喂食羊乳者，要适当添加叶酸，以预防发生营养性红细胞性贫血。

豆浆： 在不能服用母乳或牛乳、羊乳时，宜用豆浆喂养，它除含有大量蛋白质外，还含有丰富的脂肪、维生素和矿物质，以及人体不能合成的 8 种必需氨基酸、粗纤维等物质，而且又易消化吸收。

代乳粉： 在乳汁不足的情况下，宜给婴儿服食代乳粉。中国医学科学院曾推荐的豆制代乳粉，其配方是：大豆粉 28.5 克，蛋黄粉 5 克，米粉 45 克，骨粉 1.5 克，蔗糖 16.5 克，豆油 3 毫升，食盐 0.5 克，这 100 克豆制代乳粉中含热量 1 876 焦耳，其功用与母乳相似。

米油： 又称粥油，是煮米粥时，浮于锅面上的浓稠液体，俗称浓米汤。《纲目拾遗》认为，它有"滋阴长力，肥五脏百窍"的作用。还有医家认为，"浓米汤可代参汤，能大补液填精"，甚至还有"粳米粥为资生化育神丹，糯米粥为温养胃气妙品"的称赞。婴儿在缺少乳汁喂养时，也适宜服食浓米汤。

鱼肝油： 对于促进婴幼儿生长发育和预防某些疾病具有一定的作用，可作为婴幼儿的辅助营养剂。鱼肝油中含有维生素 A 和维生素 D

127

两种物质,这是人体生长发育所必需的。但是,给婴幼儿服用鱼肝油,一定要注意剂量,一般正常婴儿,每日用量为1丸或3滴浓液,2岁以后不必再多食。

蔬菜汁:婴儿期适宜选用新鲜的青菜,或白菜、菠菜、荠菜等500克,洗净后切碎,加入精盐2～3克,清水500～600毫升,煨烂后去渣取菜汁服。这些鲜菜汁可以补充钙、铁及多种维生素,又能清热通便,帮助消化,对4～5个月的婴儿尤为适宜。

胡萝卜汤:可供给婴儿大量的维生素A、维生素C和胡萝卜素,这对预防小儿夜盲症也有益,适宜5～6个月的婴儿食用。可将鲜胡萝卜250～500克洗净后切细,加水500毫升煨至熟烂,用纱布绞取汁液,加入白糖适量,用文火加热至糖溶化后喂食。

番茄汁:有生津止渴、补充维生素C的作用。可选新鲜成熟的番茄500克,洗净后用沸水滚一下,剥去外层薄皮,再切成碎块,拌入绵白糖约100克,煮半小时后滤取番茄汁供婴儿服食。

山楂:当婴幼儿饮食过量,尤其是过食油腻高脂肪食物后,出现小儿乳食停滞的情况下最为适宜。山楂对消积、化滞、开胃,尤其是肉积,功效颇著。可用鲜大山楂果5～10个,白糖适量,一起入锅煨水喝;也可用山楂片5～10克,与白糖煨化后服用。

鸡蛋黄:可供给婴幼儿丰富的蛋白质、维生素、铁、钙等物质,又有预防小儿软骨病(佝偻病)、小儿贫血的作用,还有补脑益智的功效。中医学认为,鸡蛋黄能补中益气、益肾滋阴、养血润燥,婴幼儿营养不良者尤宜。

鸡肫皮:又叫鸡内金。性平,味甘,有健脾胃、消食积的作用,适宜婴幼儿期食积胀满、消化不良和小儿疳积者食用。《要药分剂》中说:"小儿疳积病,乃肝脾二经受伤,以致积热为患,鸡肫皮能入肝而除肝热,入脾而消脾积,故后世以此治疳病也。"千百年来,民间也习惯用鸡肫皮放入细砂中炒至棕黄色后取出,研成细末,加入白糖拌匀食用,对小儿消化不良和小儿疳积病颇有功效。若再加入炒白术末,其效果更佳。

鱼肉末:可以补充婴幼儿丰富的蛋白质、钙、磷、铁及大量的维生素,适宜5～6个月以上的婴儿食用。一般取新鲜的活鲫鱼,或草鱼、鲤鱼等淡水鱼,宰杀,去鳞、去内脏,去鱼皮,去净骨刺,取鱼肉放入盘内,蒸熟后捣烂,加少许精盐,拌匀后与米粥一起食用。

肝末:不论选用猪肝,或鸡肝、鸭肝、兔肝等,皆有补肝、养血、明目之功,可以补充婴儿多量的维生素 A、维生素 D,以及钙、磷、铁、多种氨基酸,对小儿佝偻病、夜盲症、贫血及营养不良者尤为适宜。一般先将动物的新鲜肝脏洗净,剔去筋条,切成小块,放入锅内,再加入各种佐料调味,用文火煮至肝熟,取出放凉后切成薄片,再碾成碎末。宜供 8～9 个月以上的婴幼儿食用,每次服食 10～15 克。

山药:性平,味甘,能健脾、补肺、滋肾,婴幼儿常食之,对增强脾胃吸收功能,培补小儿后天之本,颇多裨益。《唐本草》云:"山药,日干捣细筛为粉,食之大美,且愈疾而补。"所以,以山药末供婴幼儿调服,或用山药煮粥食用,最为适宜。

藕粉:有健脾、益气、补血、开胃、止血的作用。《纲目拾遗》说:"藕粉,大能和营卫生津。和糯米粉白糖蒸食之,或用白糖沸水冲服俱可。能调中开胃,补髓益血,通气分,清荤热,常食安神生智慧,解暑生津,消食止泻。"所以,尤其是在夏季,婴幼儿食之最宜。

蜂蜜:适宜生长发育期的婴幼儿服食,这是因为蜂蜜中含有可被人体直接吸收利用的糖分,含有与人体血清浓度相近似的多种无机盐和微量元素铁、钙、锰、铜、磷、镁、钾等,还含有淀粉酶、脂酶、过氧化氢酶、转化酶等多种酶,酶有帮助人体消化吸收和加强物质代谢等作用。蜂蜜所含的叶酸和铁,又可防止婴幼儿贫血。

蜂乳:所含的营养成分比蜂蜜高得多,它能明显增强机体对多种致病因子的抵抗力,能促进人体生长,促进脏腑组织的再生修复力,促进造血功能和免疫功能,调整内分泌和新陈代谢,对营养不良、体质衰弱的婴幼儿最为适宜。

此外,在婴幼儿期间,还宜吃些玉米面、高粱面、燕麦、粳米粉、菱粉、锅巴茶、芝麻糊、赤豆汤、绿豆汤、瘦肉糜、新鲜水果汁、各种食用菌、冬瓜汤、瓠子汤、丝瓜汤、萝卜汤、西瓜汁、白木耳、花生酱、大枣汤、核桃仁、海带、紫菜以及金银花茶等食物。

第六节 食物对小儿疳积的食疗验方

一、醋对小儿疳积的食疗验方

◎ 醋明矾外用方

对症食疗:治小儿疳积。

用量配方：明矾6克，面粉、醋各适量。

制作方法：将明矾研为末，加入醋、面粉调成糊状。

使用方法：敷在涌泉穴处。

二、蒜对小儿疳积的食疗验方

◎ 苍耳蒜头汤

对症食疗：治小儿疳积、消化不良。

用量配方：蒜头9克，苍耳子5克。

制作方法：将上述2味一起放入沙锅内加水煎熬取汁。

食用方法：每日1剂，早晚饮服。

三、姜对小儿疳积的食疗验方

◎ 丁香姜汁奶

对症食疗：治疳积瘦弱，食入即吐。

用量配方：丁香2粒，姜汁1茶匙，牛奶250毫升，白糖适量。

制作方法：将上述前3味放入锅内煎煮，然后拣去丁香，加入白糖
调味。

食用方法：早晚加热后饮服。

四、小儿疳积患儿适宜的食物

小儿疳积患儿，宜吃下列食物：

粳米：性平，味甘，有补中益气、健脾养胃的作用，最适宜小儿疳积患儿煮粥食用。张耒《粥记》云："每日起，食粥一大碗，空腹胃虚，谷气便作，所补不细，又极柔腻，与肠胃相得，最为饮食之妙诀。"明代医学家缪希雍还说："粳米专主脾胃，而五脏生气，血脉精髓，因之以充溢，周身筋骨肌肉皮肤，因之而强健。"

糯米：只适宜小儿疳积患儿煮成糯米粥食用，做饭或做成糕饼点心则不相宜。正如清代医学家张璐在《本经逢原》中所说："糯米益气补脾肺，但磨粉作稀糜，庶不黏滞；若作糕饼，性难运化，病人莫食。"稀糜相当于薄粥，益气而易消化吸收。《医药六书药性总义》说得好："粳米粥为资生化育神丹，糯米粥为温养胃气妙品。"

锅巴：又名锅焦，是烧米饭时所起的焦锅巴。《纲目拾遗》中说它能"补气，运脾，消食，止腹泻"。小儿疳积症，宜用锅巴煎水代茶饮，有开胃助消化的作用。《周益生家宝方》中载有锅焦丸："小儿常用健脾消

食：锅焦（炒黄）三斤，神曲（炒）四两，砂仁二两，山楂四两，莲肉四两，鸡肫皮（炒）一两，共研细末，加白糖、米粉和匀，焙作饼用。"对小儿疳积患儿，颇有裨益。

白扁豆： 性平，味甘，有补脾、健胃、和中、化湿、止泻的作用。《滇南本草》云："扁豆治脾胃虚弱，食积痞块，小儿疳疾。"《会约医镜》中还说："生用清暑养胃，炒用健脾止泻。"小儿疳积见有食少便溏，或消化不良、久泻不止者，食之最宜。

鸡肝： 有补肝肾的作用。《医林纂要》中记载："鸡肝治小儿疳积，杀虫。"《本草汇言》还说："鸡肝，消疳明目之药也。目乃肝窍，疳本肝疾，小儿肝热致虚，故成疳疾，目暗者，以鸡肝和药服，取其导引入肝，气类相感之用也。"在《良朋汇集》中有一方，名鸡肝散，是专门用于"治小儿疳膨食积，虫气上攻，至晚不能视物，目生翳障：鸡肝一个，不落水，竹刀切片，加牡蛎粉七分，朱砂粉少许，拌匀，掺入肝上，饭锅上蒸熟食之，如此十次。当时忌食茶汤油腻。"鸡肝散所治之疳，又名小儿疳眼，实际上是小儿角膜软化症。中国药科大学叶橘泉教授也介绍："小儿疳眼：每天取鲜鸡肝 1～2 副，在沸水中烫 20 分钟，以食盐或酱油蘸食，连吃 3～5 天为 1 个疗程。"

鸡肫皮： 又叫鸡内金。历代医学家均认为，鸡肫皮有消积滞、健脾胃、助消化、疗疳积的作用。如《滇南本草》云："鸡肫皮宽中健脾，消食磨胃，治小儿乳食结滞，肚大筋青，痞积疳积。"《寿世新编》中还介绍："治小儿疳病：鸡肫皮二十个，瓦焙干，研末，车前子四两，炒研末，二物和匀，以米汤溶化，拌入与食。忌油腻、面食、煎炒。"据现代研究，人服食鸡肫皮后，胃液分泌量增加，胃酸度及消化力均增高，胃运动功能也明显加强，胃排空率大大加快。

蝗虫： 又叫蚱蜢。《随息居饮食谱》中认为，它有"暖胃助阳，健脾运食"的作用。《食物中药与便方》中指出：蝗虫富含蛋白质及脂肪、钙、铁、磷，并含有维生素 A、维生素 B 等物质，有补养强壮的效果，可治疗小儿疳积。

鳗鲡： 俗称白鳝、鳗鱼。性平，味甘，有补虚羸、杀虫的作用，适宜小儿疳积者服食。明·李时珍曾指出："鳗鱼治小儿疳劳。"《本草汇言》也载："鳗鲡消疳治瘵，杀诸虫之药也，食之又能补肾脏，壮虚羸。"叶橘泉教授也曾介绍："小儿疳瘵：鳗鱼油加食盐少许，每服半匙，每日 2 次，食后服。"鳗鱼油的具体制法是:取活大鳗鱼数条,清水漂洗。锅中煮沸清水,放入活鳗加盖煮2～3小时,鳗油浮于水面,取油备用。

蚕蛹:是一种高蛋白营养滋补品,小儿疳积者宜炒食之。《本草纲目》载:"蚕蛹为末饮服,治小儿疳瘦,长肌,退热,除蛔虫。"可见对小儿"蛔疳"者也适宜。清代名医王孟英也认为,"蚕蛹甘温,补气,止渴,杀虫,治疳积,童劳"。现代民间中也经常用于疳积者,如《泉州本草》中介绍:"治小儿疳积,骨瘦如柴:蚕蛹不拘多少,炒熟调服。"

榧子:性平,味甘,善于杀虫消积,适宜肠道寄生虫引起的小儿疳积患儿食用。《日用本草》载:"榧子杀腹间大小虫,小儿黄瘦,腹中有虫积者食之即愈。"《食物中药与便方》中介绍:"治小儿疳积:每日嚼食香榧7粒,有养身治病之功。"

山楂:有消积滞,尤其是消肉积的作用。元代医学家吴瑞曾说过:"山楂化食积,行结气,健胃宽膈,消血痞气块。"元代名医朱丹溪也认为,"山楂,大能克化饮食"。《本草经疏》中还说:"山楂能入脾胃消积滞,大抵其功长于化饮食,健脾胃,行结气,故小儿宜多食之。"尤其是饮食过饱,伤及脾胃,以致食积不化的小儿疳积者,食之最宜。

南瓜子:性平,味甘,能杀蛔虫,对蛔虫引起的小儿疳积,即蛔疳之症,食之最宜。可用南瓜子炒熟吃,儿童一般每次用50～100克,在早晨空腹时服用。也可选用《四川中药志》中介绍的方法:"治营养不良,面色萎黄:南瓜子、花生仁、胡桃仁同服。"

此外,小儿疳积者还宜服食谷芽、麦芽、荞麦、萝卜、青菜、白菜、芹菜、马兰头、梨、苹果、金橘、槟榔(蛔疳宜食)、莲子粉、山药、玉米粉、鹌鹑、蛙肉、猪肚以及党参、太子参、白术、茯苓等食物。

第七节 食物对虫证的食疗验方

一、醋对虫证的食疗验方

◎ 花椒食醋方

　　对症食疗:治胆道蛔虫引起的腹痛。

　　用量配方:醋30～50毫升,花椒10粒。

　　制作方法:将上述2味共煮沸放凉。

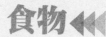

食用方法：每日 1 剂,1 次饮服。

二、蒜对虫证的食疗验方

◎ 大蒜食用方

对症食疗：治钩虫病。

用量配方：大蒜 3～5 瓣,白糖 5 克。

制作方法：把大蒜切成碎粒,拌入白糖。

食用方法：空腹吞服。

三、姜对虫证的食疗验方

◎ 蜂蜜姜汁

对症食疗：治胆道蛔虫症。

用量配方：生姜 150～200 克,生蜂蜜 60～120 毫升。

制作方法：将生姜去皮洗净,捣烂取汁,放入蜂蜜搅拌均匀。

食用方法：1 次顿服,小儿可酌减。如 1 剂不愈,可再次服,每日可
服 2～3 次。

第八节　食物对小儿百日咳的食疗验方

一、醋对小儿百日咳的食疗验方

◎ 钩藤白醋方

对症食疗：治百日咳。

用量配方：龙胆草、钩藤各 50 克,白蜜 500 克,白醋 50 毫升。

制作方法：将龙胆草加水 250 毫升煮沸后,用文火煎 15 分钟,加入
钩藤再煎 5 分钟,去渣,加入白蜜熬至浓稠,最后加入白
醋拌匀即可。

食用方法：每日 4～6 次,每次服 10～20 毫升。温暖饮服,7 天为 1
个疗程。

二、蒜对小儿百日咳的食疗验方

◎ 大蒜蜜方

对症食疗：治小儿百日咳,干咳无力,痰稠不易咳出。

用量配方：大蒜头(最好用紫皮大蒜)1 个,蜂蜜适量。

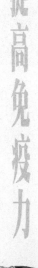

制作方法：将大蒜去皮洗净，捣烂如泥放入茶杯内，冲入沸水，搅拌后静置1～2天(浸泡时要加盖)。

食用方法：取大蒜泥的上清液，加入蜂蜜10～20克即可饮服，每日1剂，分2～3次服完。

三、姜对小儿百日咳的食疗验方

◎ **姜蛋外疗方**

对症食疗：治百日咳。宣肺散寒，降逆止咳。

用量配方：新鲜生姜1块，鸡蛋1个。

制作方法：将生姜切成片，鸡蛋清磕入碗内，用生姜蘸鸡蛋清在胸骨部位由上而下涂擦。

使用方法：每日2次，每次擦数分钟。

四、百日咳患儿适宜的食物

百日咳患儿宜吃下列食物：

大蒜：据中国红十字会通讯组介绍，用大蒜60克切碎，加入冷开水300毫升，浸10小时后取汁加入白糖适量，5岁以上小儿每次服15毫升，5岁以下减半，每2小时服1次。经201例百日咳患儿服用，有效率达95%。民间也有用大蒜1个，去皮切碎与橘饼1个，加水1碗，煮汤服食，对百日咳患儿颇宜。

胡萝卜：性平，味甘，能止咳嗽，百日咳患儿宜食。《食物中药与便方》中说："小儿百日咳：胡萝卜120克，红枣10枚，水3碗，煎至1碗，随意饮服。"民间中也有用胡萝卜500克，挤汁，加蜂蜜适量调服。

萝卜：有化痰热、止咳嗽的功用。《日华子本草》中就有萝卜"能消痰止咳"的记载。《食物疗法》中还介绍："治百日咳：白萝卜500克，冰糖60克。萝卜切片，水煎，加入冰糖，1日3次分服，需连续服用。"此外，萝卜的种子也有化痰涎、止咳喘的功用。《江西中医药》曾报道："治百日咳：白萝卜子，焙燥，研细粉。白砂糖送服少许，1日数回。"凡百日咳患儿，均宜用萝卜捣汁，或用萝卜子煎水服。

马齿苋：又称马踏菜、酸味菜。马齿苋有清热作用，民间中认为，百日咳患儿宜食之。据《上海中医药杂志》介绍：治疗小儿百日咳，单用马齿苋制成50%的马齿苋糖浆服食，一般连吃3天后，咳嗽减少，发作时间缩短，症状也随之减轻。

刀豆：性平，味甘，具有一定的镇静作用。中国药科大学叶橘泉教授曾说："小儿百日咳，用刀豆子 15 克，水煎去渣，加入冰糖或蜂蜜适量饮服。"《江西中医药》介绍："治百日咳：刀豆子 10 粒，打碎，与甘草 3 克，水煎至一杯，加入冰糖搅匀顿服。"

冬瓜：能消痰、清热。《滇南本草》说它能"治痰多，气喘，可以润肺消热痰，止咳嗽"。冬瓜子仁也有润肺化痰的作用。《食物中药与便方》中也介绍："百日咳剧烈咳嗽，用冬瓜子仁 15 克，加红糖适量捣烂研细，用沸水冲服，1 日 2 次。"

梨：性凉，有化痰、润燥、清肺的作用。百日咳多为外感时邪、内蕴痰热，阻碍肺气宣降所致，梨能化痰止咳，清肺润燥，对小儿百日咳偏热者尤宜。

金橘：有理气、化痰的作用。《中国药植图鉴》中说："金橘治百日咳。"患有百日咳的儿童，宜用金橘煎水或泡茶饮。金橘用糖腌压饼，名金橘饼，百日咳患儿嚼食之，也颇适宜。

罗汉果：能清肺热、止咳嗽，对百日咳患儿也适宜。《岭南采药录》载："罗汉果理痰火咳嗽，和猪精肉煎汤服之。"福建民间对百日咳患儿，常用罗汉果 1 个，柿饼 15 克，一起水煎服。

橄榄：又叫青果。有清肺、顺气、化痰、止咳的功用。《本草再新》还说它有"平肝开胃，润肺滋阴，消痰理气，止咳嗽"等功效。对百日咳患儿，宜用橄榄 20 粒，与冰糖煎水，分 3 次食用；民间也有用橄榄 3～5 粒，与萝卜 1 根，煮水代茶饮，连饮数天。

花生：性平，味甘，除有补脾润肺作用外，还能化痰止咳。《药性论》指出："花生生研用下痰，干咳者宜餐，滋燥润火。"《杏林医学》中介绍：它能"治小儿百日咳，花生，去嘴尖，煎汤服。"民间也认为，百日咳者宜食花生，常用花生仁 15 克，西瓜子 15 克（捣碎），冰糖 30 克，水煎当茶喝，并吃花生仁。

135

核桃仁：有润燥、化痰、止咳、定喘的功效，百日咳患儿宜食用。中医研究院《中医验方汇编》中介绍："治小儿顿咳，剥食核桃仁，每日早晚嚼服核桃仁 3 个。"《常见病验方研究参考资料》中也说：百日咳宜用"核桃 30 个，剥开皮壳，留仁与紫衣，每次服 3 个，早晚各服 1 次。"民间中也常用核桃仁 9 克，捣烂，加冰糖适量拌匀，每日早晚用开水冲服。

麻雀肉：性温，味甘，百日咳患儿宜食之。《杏林中草药》中介绍：

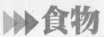

"治百日咳:麻雀肉 1 只,冰糖三钱,炖熟,每服 1 只。"

何首乌:是民众熟知的滋补肝肾的药食兼备之品,百日咳患儿也宜食之。《广东医学》报道:治疗百日咳,取何首乌 4～8 克,甘草 2～3 克,每日煎水分 4～6 次服食。治 35 例百日咳患儿,结果为治愈 27 例,好转4 例,无效者仅 4 例。

此外,患有百日咳的患儿还宜服食荸荠、枇杷、柿子、无花果、芹菜、苋菜、青菜、白菜、冬瓜、丝瓜、莴苣、鲜藕、菠菜、豆腐、竹笋、木耳、豆芽、蜂蜜、鲜黄瓜、百合、沙参、胖大海等食物。

第五章

食物对耳鼻喉眼口腔科的食疗验方

五官是人体相貌特征的体现,又是日常生活与外界交流,吸取营养,听取信息的指挥中心和交流中心,是人体的重要器官。

要保护好五官,防止五官科疾病的发生,最重要的是以预防为主,及时治疗。五官是紧密相连的器官,也是身体各部反射的重点。例如,心火、胃火就容易引起口舌生疮,咽喉肿疼;若肺部不适,就容易出现多痰,咳嗽等症状。若肝火盛,就会出现视物模糊、眼屎等症状。因此,五官科的疾病有的表现于此,但病根却不在此,应根据具体情况,对症进行科学饮食,确保健康。

第一节　食物对结膜炎的食疗验方

一、茶对结膜炎的食疗验方

◎ 茶连液

　　对症食疗:治急性结膜炎。

　　用量配方:春茶叶 20 克,黄连末 5 克。

　　制作方法:将上述 2 味放入沙锅内,加水 200 毫升,煮沸 10 分钟,用消毒纱布过滤后静置于消毒玻璃杯中,沉淀后取澄清液装入滴管瓶或注射器内备用。

　　使用方法:每次点眼 2 滴,每日 4 次,连用 3 日。用于预防时,每只眼点 1 滴,每日 2 次,连点 3 日。

　　注意事项:药液有效期为 3 日。

二、蒜对结膜炎的食疗验方

◎ 蒜熏方

　　对症食疗:治结膜炎。

137

用量配方：生大蒜3～5瓣。

制作方法：将大蒜捣烂放入小口瓶中。

使用方法：让瓶口对着患眼，使蒜气熏眼部，每日数次。

三、姜对结膜炎的食疗验方

◎ 干姜粉外敷方

对症食疗：治结膜炎。

用量配方：干姜细粉6克。

制作方法：将干姜细粉用凉开水调成糊。

使用方法：敷涌泉穴，每日1次。

四、结膜炎病人适宜的食物

结膜炎病人饮食宜选用清淡、性寒凉的食物及具有祛风、清热、解毒、泻火作用的药食兼用之品，如马兰头、菊花脑、枸杞头、苦瓜、青萝卜、梨、荸荠、菊花、野菊花、桑叶、金银花、夏枯草、决明子、板蓝根等食物。忌食辛辣刺激、油煎、炙烤食物，忌烟、酒。

第二节　食物对沙眼的食疗验方

一、茶对沙眼的食疗验方

◎ 荆防儿茶汤

对症食疗：治各种沙眼病，大风烂眼，见风流泪，砂眼等。

用量配方：荆芥5克，防风7克，炉甘石100克，黄连、黄柏、黄芩、大黄各9克，乳香、没药各4克，儿茶6克。

制作方法：将上述药除炉甘石外，加水半碗煎汤；另取蜂蜜200克煎至滴水成珠为度，把煎好的汤汁和炼蜂蜜混合，加入炉甘粉，做成小饼，切成灯芯草状的条形，长约2.5厘米，竹叶包好即可。

使用方法：取1条药饼，温水磨汁点入眼内，点后休息片刻，每日点2～3次。

二、醋对沙眼的食疗验方

◎ 夜凤汤

对症食疗：治一切新老沙眼痒甚。

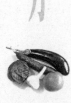

用量配方：夜明砂9克,凤凰壳6克,草决明、蝉蜕各9克,米醋适量。

制作方法：用米醋将药煎汤。

使用方法：以汤洗眼,每日洗2次,7天治愈。

三、姜对沙眼的食疗验方

◎ 生姜冰片炉甘石散

对症食疗：消炎杀菌,主治沙眼。

用量配方：生姜粉3克,冰片0.3克,炉甘石15克。

制作方法：将生姜捣烂,滤渣,澄粉,取0.3克与另2味共研极细末。

使用方法：取少许药末点眼,每日1~2次。

第三节　食物对中耳炎的食疗验方

一、茶对中耳炎的食疗验方

◎ 黄柏苍耳茶

对症食疗：治中耳炎。

用量配方：黄柏9克,苍耳10克,绿茶3克。

制作方法：将上述3味共研粗末,用沸水冲泡10分钟,或煎汤。

食用方法：每日1剂,分2次饮服。

注意事项：苍耳散热解毒,并善走耳窍以疗耳疾,与其他诸药配合,共同清热化湿,化脓解毒,通耳窍。

二、蒜对中耳炎的食疗验方

◎ 丝瓜蒜疗法

对症食疗：治中耳炎。

用量配方：生大蒜2头,丝瓜1条。

制作方法：将上述2味共捣烂,用布包挤汁。

使用方法：将汁滴入耳,每日滴2~3次,每次3~4滴。

三、姜对中耳炎的食疗验方

◎ 姜柏方

对症食疗：治中耳炎。

用量配方：干姜 3 克,黄柏 10 克,明矾 5 克。

制作方法：将上述 3 味共研成末。

使用方法：每日 1～2 次,每次用少许吹入耳内。

第四节　食物对鼻出血的食疗验方

一、茶对鼻出血的食疗验方

◎ 墨茶方

对症食疗：清热,凉血,止血。治鼻血不止,也可治妇女倒经、月经
过多症。

用量配方：陈墨 1 块,茶叶 3 克。

制作方法：将茶叶放入杯内,用沸水冲泡,以茶水研墨。

食用方法：用茶水送服。

◎ 盐水醋饮方

对症食疗：治鼻出血。

用量配方：冷开水 300 毫升,食盐 5 克,醋 100～150 毫升(以上为 1
次量)。

制作方法：将盐充分溶化在冷开水中。

食用方法：先饮冷盐开水,间隔 2～3 分钟,再饮醋。早晚各 1 次,
连服 3 天。

注意事项：有胃肠道疾患者会有轻度上腹部不适或恶心感,胃酸过
多者忌用。

二、蒜对鼻出血的食疗验方

◎ 大蒜生地方

对症食疗：治鼻出血。

用量配方：大蒜 5 瓣,生地 15 克。

制作方法：将大蒜去皮,与生地共捣为泥备用。

使用方法：将药泥敷在脚心(涌泉穴)处,用胶布固定。

三、姜对鼻出血的食疗验方

◎ 益母草汁粥

对症食疗：滋阴养血,凉血止血,消淤调经。治吐血、鼻出血、咳血、

便血及妇女月经不调,功能性子宫出血,产后血晕,恶露不净。

用量配方: 鲜益母草汁 10 毫升,蜂蜜 10 克,鲜生地汁、鲜藕汁各 40 毫升,生姜汁 2 毫升,粳米 100 克。

制作方法: 将粳米放入锅煮粥,待米熟时,加入上述药汁及蜂蜜,煮成稀粥即成。

食用方法: 每日服 2 次,温热服。病愈即停,不宜久服。

注意事项: 大便溏薄者,脾虚腹泻者忌食,吃粥期间忌葱白、薤白和韭白。

四、鼻出血病人适宜的食物

鼻出血病人宜选食以下食物:

马兰头: 是一种季节性野生佳蔬,性凉,有清热凉血止血作用。《日华子本草》载:马兰"止鼻衄,吐血……"。《本草正义》中还说:"马兰,最解热毒,能专入血分,止血凉血,尤其特长。"《福建民间草药》介绍:"治衄血不止:鲜马兰一把,用第二次淘米水洗净,捣烂取自然汁,调等量冬蜜加温内服。"民间习惯用马兰头 50～100 克煎服,或如常法炒菜吃;也有用马兰头与青壳鸭蛋同煮,煮熟后剥去壳,再煮至鸭蛋呈黑色,吃蛋喝汤,凡鼻出血病人均宜食用。

菊药脑: 性凉,味甘,江苏南京地区常作夏令菜蔬,具有清肝火、解暑热、凉血的作用,肝火鼻出血之人食之最宜。民间多用菊花脑煎汤或炒食,颇有裨益。肺热胃火鼻出血者,食之亦宜。

萝卜: 性凉,味甘辛,有化痰热、清肺火的作用,肺热鼻出血者食之最宜。古代《卫生易简方》中介绍:"治鼻衄不止:萝卜(捣汁)半盏,入酒少许,热服。或以酒煎,入萝卜再煎饮之。"民间多用白萝卜绞汁频饮,或直接生食为宜。

萝卜缨: 即萝卜新鲜嫩叶,鼻出血者宜食。据《中医效方精选》中记载:病人金某,25 岁,患鼻出血,时发时止,终不断根,后用鲜萝卜梗叶,煎服数次而愈。

鲜藕: 据崔禹锡《食经》记载:"藕主燥热鼻血不止。"藕性凉而味甘,生用有清热、凉血、散淤、止血的功效。如《本草经疏》中说:"藕,生者甘寒,能凉血止血,除热清胃,故主消散淤血,吐血,口鼻出血……"尤以胃热鼻出血者最宜,肺热肝火鼻出血者亦宜。《随息居饮食谱》说:"若阴虚、肝旺、内热、血少及诸失血证,但日熬浓藕汤饮之,久久自愈,不服他药可也。"

藕节:藕的节有很好的止血作用,是中医最为常用的止血之品,可用于多种鼻出血病症。《药性论》云:"藕节捣汁,主吐血不止,口鼻并皆治之。"《本草纲目》中介绍:"治鼻衄不止:藕节捣汁饮。"凡鼻孔出血之人,皆宜用藕节煎水代茶饮用。

西瓜:性寒,味甘,凡鼻出血者宜多吃西瓜,尤其是胃热鼻出血者最宜。因为西瓜有清热、生津、除烦、止渴作用。《丹溪心法》云:"治口疮甚者,用西瓜浆水除徐饮之。"口疮多属胃热过盛所致。胃热鼻出血也责之于阳明胃火过旺,故鼻孔出血不止者宜多食西瓜。《滇南本草》还说:"西瓜治一切热证。"这是因为西瓜性属大凉的缘故,所以,肺热肝热而鼻出血者也宜食用西瓜。

地瓜:俗称凉瓜。性凉,味甘。《陆川本草》说它:"生津止渴,治热病口渴。"《四川中药志》认为地瓜能"止口渴,解酒毒"。由于地瓜性凉,又有清热、生津、除烦渴的作用,所以胃热鼻出血者,宜生食或捣汁饮。

荸荠:性寒,味甘,入肺、胃经,有清热、生津作用。《日用本草》称它:"泻胃热"。凡肺热和胃热过旺而致鼻孔出血者,最宜食之,生吃、绞汁饮皆可。

白菊花:性凉,味甘苦,最能平肝火,清暑热,民间常在夏季用白菊花泡茶饮,尤其是炎夏天气之季,肝火偏旺之人,鼻孔出血不止、血色鲜红、头昏头晕、口舌作苦、性情急躁者,常饮菊花茶,最为适宜。

鲜荷叶:有止血作用,多种出血之人均宜食之。《本草纲目》载:荷叶"治吐血、咯血、衄血、下血、溺血、崩中……"凡鼻孔出血者,宜用荷叶煎水代茶。

韭菜:据《丹溪心法》记载:"经血逆行,或血腥,或吐血,或唾血,用韭汁服之。"《方脉正宗》还介绍:"治吐血、唾血、呕血、衄血、淋血、尿血及一切血证",主要是用"韭菜十斤,捣汁"饮用。《浙江中医杂志》报道:"韭菜捣取汁,放水内炖热,每次服1酒杯,最多两次即可止血,曾治鼻出血数例有效。"

米醋:古称苦酒,有散淤、止血作用,凡鼻出血者皆宜。唐·孙思邈《千金妙方》中早有用食醋"治鼻血出不止"的记载。《新医学》也介绍用醋治疗鼻出血的方法：鼻孔出血不止者，先服冷盐开水 1 碗（约 300 毫升，内含食盐 5 克），间隔 2～3 分钟后再喝米醋 200 毫升，如法早晚各服 1 次，连服 3 天。经 49 例病人治疗观察，效果良好。

　　石耳：是江西庐山的土特产，明·李时珍曾称赞："庐山亦多，状如地耳，作菇，胜于木耳，佳品也。"它性平，味甘，有养阴、清热、止血作用。《日用本草》还说它"清心，养胃，止血"。叶橘泉教授在《食物中药与便方》中介绍："鼻出血，石耳 15 克，鸭蛋 1 个同煮，喝汤吃蛋。"

　　鲜地黄：又称鲜生地。性寒，味甘苦，既是中药，也可食用，有清热、生津、凉血、止血之功，尤以肺热鼻出血和肝火鼻血不止者最适宜。《别录》云："……鼻衄吐血，皆捣饮之。"《本草新编》中还说："生地，凉头面之火，清肺肝之热，热血妄行，或吐血，或衄血，或下血，宜用之为主。"以捣取鲜生地自然汁饮用为佳。

　　胖大海：性凉，味甘淡，能清热、泻肺火、利口咽喉，对肺热鼻出血者宜之。《本草纲目拾遗》中说它能："治一切热证劳伤吐衄下血。"对肺热偏旺而鼻孔出血之人，宜用沸水浸泡胖大海当茶频饮。

　　白茅根：性寒，味甘，有凉血、清热、止血、利尿之功，凡鼻出血之人食之最宜。《本草纲目》载："止吐衄诸血。"《本草经疏》也云："血热则妄行，溢出上窍为吐、为咯、为鼻衄、齿衄，凉血和血，则诸证自除。"治鼻孔出血，古代医家也多用之。《妇人良方》载："治血热鼻衄：白茅根汁一合（1 分升），饮之。"《圣惠方》也介绍："治鼻衄不止：茅根为末，米泔水服二钱。"

　　槐花：洋槐的花蕾及嫩叶皆可食。性凉，味微苦，有清热、凉血、止血、泻肝火的作用。《本草纲目》中说："炒香频嚼，治失音及喉痹，又疗吐血、衄。"尤以肝火鼻出血者食之最宜。据现代研究，槐花对毛细血管能保持正常抵抗力，减少血管通透性，可使脆性血管恢复弹性，并有抗炎作用。民间还常用鲜槐花炒菜食之。

　　此外，鼻出血病人还宜食用绿豆、绿豆芽、梨子、苹果、柿子、柿饼、枇杷、草莓、罗汉果、茭白、苋菜、蕹菜、金针菜、金花菜、荠菜、枸杞头、冬瓜、丝瓜、生黄瓜、苦瓜、番茄、莼菜、蕺菜、瓠子、菜瓜、地耳、金银花、青菜、黑木耳等食物。

第五节　食物对鼻窦炎的食疗验方

一、茶对鼻窦炎的食疗验方

◎ 孩儿茶塞鼻方

　　对症食疗：治鼻窦炎。

　　用量配方：孩儿茶 60 克，鹅不食草 30 克，冰片 15 克。

　　制作方法：将上述 3 味共研为末，用香油调成稠浆。

　　使用方法：纳入鼻内，每日 2～3 次。

二、蒜对鼻窦炎的食疗验方

◎ 萝卜大蒜汁

　　对症食疗：治慢性鼻炎。

　　用量配方：鲜白萝卜、大蒜各 50 克。

　　制作方法：将上述 2 味一起捣烂取汁。

　　使用方法：每日 1 毫升，分早晚 2 次滴入鼻孔内，7 天为 1 个疗程，
　　　　　　　连用 2～3 个疗程。

三、姜对鼻窦炎的食疗验方

◎ 梗生姜汤

　　对症食疗：治鼻窦炎。

　　用量配方：苍耳子 15 克，白芷 15 克，辛夷 12 克（包煎），薄荷 10
　　　　　　　克，黄芩 15 克，金银花 30 克，连翘 30 克，桔梗 12 克，麻
　　　　　　　黄 10 克，防风 10 克，生姜 6 克，细辛 3 克。

　　制作方法：将上述各味药一起放入沙锅内，加水煎汤。

　　食用方法：分次饮服。

四、鼻窦炎病人适宜的食物

　　饮食宜清淡，多吃新鲜蔬菜和水果，多饮水，可选用疏风清热、补益肺气的食物，如猪肺、鹌鹑、银耳、百合、黑木耳、蘑菇、核桃仁等食物。忌食辛辣、油腻及助热生痰食物。

第六节　食物对咽喉炎的食疗验方

一、茶对咽喉炎的食疗验方

◎ 丝瓜茶

对症食疗：能化痰，清热，凉血。治咽炎、喉炎、扁桃体炎。

用量配方：丝瓜 200 克，茶叶 5 克。

制作方法：将茶叶用沸水冲泡，滤取浓汁。

食用方法：把丝瓜洗净，切片，加盐煮熟，倒入茶汁，拌匀服食。

二、醋对咽喉炎的食疗验方

◎ 加味苦酒汤

对症食疗：治慢性咽炎。

用量配方：鸡蛋 55 克，食醋 30 毫克，半夏、桔梗、甘草、贝母各 10
克，玄参、板蓝根、白花蛇舌草各 15 克。

制作方法：先将半夏、桔梗、甘草、玄参、板蓝根及白花蛇舌草加水
500 毫升浸泡，煎取 300 毫升，滤取浓汁，倒入食醋煮沸，
离火兑入鸡蛋液搅匀即可。

食用方法：每日 1 剂，早、晚分服，徐徐吞咽，连服 15 次。

注意事项：忌烟酒、辛辣、油腻食物。

三、蒜对咽喉炎的食疗验方

◎ 蒜泥外敷方

对症食疗：治咽喉炎。

用量配方：大蒜适量。

制作方法：将大蒜去皮洗净，捣烂成泥。

使用方法：取豌豆大，敷经渠穴（近手腕寸脉有窝处）5～6 小时，起
小水泡，消毒后穿刺排水。

四、姜对咽喉炎的食疗验方

◎ 鲜姜萝卜汁

对症食疗：治急性喉炎。

用量配方：白萝卜 100 克，生姜 50 克。

145

制作方法：将上述2味分别洗净,切碎,以洁净纱布绞汁,把两种汁
液混匀即可。

使用方法：不计用量,频频含服。

五、咽喉炎病人适宜的食物

柿霜：性凉,味甘,有清热润燥利咽喉作用。《本草纲目》中说："清
上焦心肺热,生津止渴,治咽喉口舌疮痛。"《本草经疏》也云："柿霜,其
功长于清肃上焦火邪。"咽喉肿痛之人,民间常用柿霜12～18克,用温
水调化,每日2次分服。

无花果：性平,味甘,能清肺、消肿痛、解热毒,咽喉肿痛病人宜食
之。《便民图纂》中就说它能"治咽喉疾"。《本草纲目》也说它能"治咽
喉痛"。每次吃鲜果2～3个,或用鲜无花果煎水,加冰糖饮服。

荸荠：性大凉,味甘,入肺胃经,对风热咽痛,或肺火胃热咽痛均宜。
《泉州本草》中载："治咽喉肿痛：荸荠绞汁令服,每次200毫升。"

薄荷：性凉,味辛,善于疏散风热,对外感风热所致的咽喉肿痛,最
为适宜。《药品化义》中说："薄荷味辛能散,性凉而清,通利六阳之会
首,祛除诸热之风邪。取其性锐而轻清,善行头面,用治失音,疗口齿,清
咽喉。"所以,对风热之邪引起的急性喉炎、急性扁桃体炎、急性咽喉炎等
咽喉肿痛,宜用薄荷煎水代茶饮。

胖大海：性凉,味甘淡,能清肺热、利咽喉,对风热喉痛或肺热咽痛,
最为适宜。《慎德堂方》中介绍：治咽喉燥痛,因于外感者："胖大海五
枚,甘草一钱,炖茶饮服,老幼者可加入冰糖少许。"民间常单独用胖大海
2～3个,泡茶频饮。

阳桃：性寒,味甘酸,有清热、生津、解毒等作用,适宜外感风热和肺
胃火旺所致的咽喉肿痛病人食用。《本草纲目》中说："阳桃主治风热,
生津止渴。"《食物中药与便方》中介绍："咽喉痛：生食阳桃,1日2～3
次,每次1～2个。"

罗汉果：有清肺热、利咽喉等作用,对急性咽喉炎、扁桃体炎引起的咽
喉肿痛病人尤宜。民间习惯用罗汉果1个,切片,水煎,待凉后,频频饮服。

草莓：性凉,味甘多汁,具有清热生津、利咽润喉等功效,对急性扁
桃体炎、咽喉炎,甚至扁桃体癌、喉癌引起的咽喉肿痛病人,宜多吃些草
莓,能减轻症状,促进康复。

石榴：能生津利咽喉。《别录》中说它"主咽燥渴"。《滇南本草》认为，石榴可治"咽喉疼痛肿胀"。《食物中药与便方》中介绍："乳蛾（扁桃体炎）、喉痛、口舌生疮（口腔炎）疼痛：鲜石榴果1～2个，取其肉（带肉的种子）棰碎，用开水浸泡过滤，晾凉后，1日含漱数次。"

萝卜：生萝卜性凉，味甘多汁液，有清化痰热和清热解毒的作用，适宜风热感冒咽喉疼痛和痰热壅喉而引起的咽喉肿痛，包括急性扁桃体炎、咽喉炎病人等。民间有用白萝卜汁2酒盅，甘蔗汁1酒杯，白糖水冲服，1日3次，治疗扁桃体炎。若用萝卜与适量青橄榄一起煎水，代茶饮，也颇适宜。

马兰头：性凉，能凉血、清热、解毒。《广西药植名录》说它能"清热解表，治外感风热"。《江西民间草药》中载："治咽喉肿痛，马兰全草50～100克，水煎频服。"《食物中药与便方》中介绍：治急性咽喉炎、扁桃体炎，用鲜马兰头60～120克，水煎服。

绿豆：性凉，味甘，清热泻火解暑，尤其适宜炎夏季节咽喉肿痛病人煮成绿豆汤，吃豆喝汤，有很好的清火利咽作用。也宜食用绿豆芽，豆芽性寒，也善清泻火热之邪，对急性扁桃体炎、咽喉炎、咽部充血疼痛者均宜。

金银花：民间常用金银花泡茶，当作夏季饮料服用，它性寒而味甘，是中医最常用的清热解毒之品。据现代研究，金银花是一味天然的抗生素，对多种病菌有治疗效果。所以，凡是急性咽炎、喉炎、扁桃体炎等引起的咽喉肿痛，均宜频饮金银花茶或金银花露。

南沙参：适宜阴虚火旺、虚火上炎的慢性咽喉干痛者食用，它性味甘微苦，功在养阴、清肺、利咽。《本草纲目》称南沙参能"清肺火"。《饮片新参》中说它能"清肺养阴"。南沙参对慢性阴伤口干喉痛病人，宜煎水代茶频饮。

此外，咽喉肿痛者还宜食用西瓜、香蕉、柿饼、苦瓜、丝瓜、瓠子、菊花脑、冬瓜、柿子、梨、枇杷、甘蔗、芹菜、苋菜、荠菜、蕹菜、茼蒿、菠菜、芥蓝、茄子、竹笋、菜瓜、海带、紫菜、黄瓜、地耳、草菇、豆腐、平菇、慈姑、莴苣、蕺菜、鸭子、蚌肉、螺蛳、百合、西洋参、麦冬等清淡性凉的食物。

147

第七节　食物对牙疼的食疗验方

一、茶对牙疼的食疗验方

◎ 红茶水漱服

对症食疗：能清热，解毒，祛湿脱敏。治全口及局部牙本质过敏。

用量配方：红茶 50 克。

制作方法：水煎后用茶液漱口，然后饮服。

食用方法：每日数次，直到痊愈，不可中断。

注意事项：此方为每次量。需用新茶，再煎再漱饮。

二、醋对牙疼的食疗验方

◎ 醋煎花椒含漱液

对症食疗：治疗牙疼。

用量配方：醋 60 毫升，花椒 15 克。

制作方法：醋内加入花椒，用文火煎 10 分钟即可。

食用方法：待煎汁温凉，用煎汁含漱。

三、蒜对牙疼的食疗验方

◎ 灼蒜泥

对症食疗：杀菌消毒。主治牙疼。

用量配方：独头蒜 1 头。

制作方法：将蒜剥皮切碎，捣烂如泥。

使用方法：把蒜泥放在痛牙上，将牙科填充器烧至微红，迅灼蒜泥，
稍压几分钟，痛感即消。

四、姜对牙疼的食疗验方

◎ 牙盐散

对症食疗：治各种牙疼。

用量配方：苍耳子仁（焙黄、研末）60 克，生竹叶（去梗）500 克，生
姜 120 克，食用白盐 180 克。

制作方法：将竹叶放入锅内，加水熬成浓汁，倒入生姜汁再煎熬，滤
取浓汁，徐徐投入白盐，拌匀，熬干，熄火取去药层，与苍
耳子仁共研末，和匀，入瓶密封备用。

使用方法：凡牙疼，无论何型，立即取牙盐散少许搽患牙处，日搽 3
日，每次数遍，数次必效。

五、酒对牙疼的食疗验方

在头痛、牙疼时，可用乙醇（酒精）或白酒棉球塞入耳道即可缓解。

六、盐对牙疼的食疗验方

将茄子秧根和盐研成粉末，抹在牙疼处，可止痛。或用盐适量，擦牙疼处。

第八节 食物对牙周病的食疗验方

一、茶对牙周病的食疗验方

◎ 盐茶

对症食疗：治牙周炎、牙疼、咽喉炎与赤眼。

用量配方：茶叶3克，食盐1克。

制作方法：将上述2味一起放入杯内，用沸水冲泡5分钟。

食用方法：每日1～2剂，温饮。

二、醋对牙周病的食疗验方

◎ 醋水漱口液

对症食疗：治疗牙周炎。

用量配方：醋50毫升，冷开水50毫升。

使用方法：醋内加入冷开水拌匀，频频含漱。每日2次，每次3～4毫升，连续漱14天。

三、姜对牙周病的食疗验方

◎ 姜连牛膝汤

对症食疗：治齿龈出血。

用量配方：生姜3克，黄连10克，怀牛膝15克。

制作方法：将上述3味一起放入沙锅内，加水煎汤。

食用方法：饮服。每日服2次。

四、牙周病病人适宜的食物

牙周病病人饮食宜多吃富含钙、磷、氟和维生素A、维生素D的食物，如河鲜、海鲜、动物肝脏、动物蹄筋、蛋类、乳类、肉类、豆类及豆制品。食疗以补肾固齿为主，羊肾、猪肾、鹿肉、鹿肾、龟、甲鱼、淡菜、鸽蛋、葡萄、核桃仁、黑大豆、黑芝麻、栗子、桑椹子、枸杞子、怀牛膝、生地黄、山萸肉等食物及药食兼用之品可经常选用。忌辛辣、动火、油腻之品。提倡多饮茶，忌烟酒。

第九节　食物对口腔溃疡的食疗验方

一、茶对口腔溃疡的食疗验方

◎ 茶树根汤

　　对症食疗：治口腔溃疡。

　　用量配方：茶树根 30 克。

　　制作方法：用水煎汤。

　　食用方法：取汤代茶频饮。

二、姜对口腔溃疡的食疗验方

◎ 黄连干姜汤

　　对症食疗：能养阴清热，温下元清上火，治顽固性口腔溃疡，症见口
　　　　　　　腔糜烂，时愈时发，上火下寒，久治不愈者。

　　用量配方：黄连 9 克，半夏 9 克，瓜蒌 15 克，枳壳 9 克，川厚朴 10
　　　　　　　克，干姜 6 克，肉桂 6 克，天花粉 15 克，石斛 15 克，连翘
　　　　　　　15 克，丹皮 15 克，炒槟榔 12 克，甘草 9 克。

　　制作方法：将上述各味一起放入沙锅内，加水煎汤。

　　食用方法：分次饮服。

三、酒对口腔溃疡的预防

　　含漱白酒，可以防治口腔溃疡。口腔黏膜被咬破后，随即以少量白
酒含漱，经 5～10 分钟后吐出，即不再发生口腔溃疡。

四、口腔溃疡病人适宜的食物

　　口腔溃疡病人饮食宜选用清淡而富含维生素、蛋白质的食物，提倡
饮用淡盐开水和蜂蜜水。忌食辛辣、动火、香燥、温热类食物及过酸、过
咸、过甜的食品。

第六章

食物对皮肤科疾病的食疗验方

皮肤病多具有皮肤表面溃烂、腐烂、脓肿现象,所以具有一定的传染性。在处理此病时多以清洗、熏蒸、外敷用药,使之皮肤表面干燥卫生,消炎止疼,达到治疗的效果和防治的目的。

皮肤科疾病的防治,主要应注意个人卫生,做到经常洗澡,经常剪指甲,勤换内衣内裤,到野外去劳动或旅游应做好防止蚊虫叮咬而引起的皮肤性疾病。有过敏症状的人,应该避免接触花粉,特别是春、夏之交的季节,避免到野外接触花粉,以免诱发疾病。

第一节 食物对银屑病的食疗验方

一、茶对银屑病的食疗验方

◎ 去癣茶

对症食疗:治牛皮癣。

用量配方:老茶树根30~60克。

制作方法:将茶树根洗净,略干后切片,加水适量煎成浓汁。

食用方法:每日2~3次空腹饮服。

二、醋对银屑病的食疗验方

◎ 荸荠醋煎

对症食疗:治牛皮癣。

用量配方:荸荠15个,陈醋90毫升。

制作方法:把荸荠洗净去皮,切片,浸入醋中,用文火熬约10分钟,忌用铜铁锅,待荸荠把醋吸收变硬时,将其捣成糊状,装瓶封严备用。

151

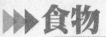

使用方法：用此药外敷,纱布盖严包好,每日换 1 次。

三、蒜对银屑病的食疗验方

◎ 蒜灸方

对症食疗：治银屑病。

用量配方：大蒜适量,艾卷若干。

制作方法：将大蒜去皮,捣成泥。

使用方法：涂在患处如铜钱厚,用艾卷隔蒜泥灸,以感微痛为度。

四、姜对银屑病的食疗验方

◎ 姜辛方

对症食疗：治银屑病。

用量配方：肉桂、高良姜、细辛各 1.5 克,全斑蝥 10 个。

制作方法：将上述 4 味一起放入 90 毫升白酒内,浸泡 6～8 天后使用。

使用方法：先将患处用温水洗净,再用酒液轻涂(注意不要涂到正常皮肤上),每天或隔天涂 1 次,不应间断。

第二节　食物对神经性皮炎的食疗验方

一、醋对神经性皮炎的食疗验方

◎ 鸡蛋陈醋方

对症食疗：治神经性皮炎。

用量配方：鲜鸡蛋 3～5 个,陈醋适量。

制作方法：将鸡蛋放入大口瓶内,倒入好醋,以浸没鸡蛋为度,密封瓶口,静置 10～14 天后,取出蛋打开。

使用方法：将蛋清和蛋黄搅和,涂在患处皮肤上,经 3～5 分钟,稍干再涂 1 次,每日涂 2 次。

注意事项：如果在涂药期间,皮肤发生刺激现象时,可减少涂药次数。

二、蒜对神经性皮炎的食疗验方

◎ 蒜醋方

对症食疗：治神经性皮炎。

用量配方：大蒜 3 头，米醋适量。

制作方法：将大蒜剥去外皮捣烂，用纱布包好，浸入米醋（可加少量硫黄）片刻，用纱布包擦患处。

使用方法：每日早晚各擦 1 次，连擦 1 周。

三、神经性皮炎病人适宜的食物

患有皮肤湿疹病人，宜吃以下食物：

赤小豆：赤小豆有利水消肿、解毒排脓、清热去湿、健脾止泻的功用。皮肤湿疹多因脾虚失运，湿毒为患，借助赤小豆健脾利湿、清热利水的作用，皮肤湿疹病人食后有利于康复痊愈。若将赤小豆研为极细粉末，撒患处或用鸡蛋清调和涂患处，也颇适宜。

薏苡仁：性凉，味甘淡，有健脾、利湿、清热的作用。皮肤湿疹，湿热为患，食之颇宜。《本草新编》云："凡湿盛在下身者，最宜用之，阴阳不伤，湿病易去。薏苡仁甘淡利湿而健脾，利湿而不伤正，补脾而兼能利湿，药食兼用，最为有益。"

白扁豆：性平，味甘，亦药亦食，能补脾胃、化湿热。皮肤湿疹病人食用，有药疗食疗之效，有药补食补之功。《药品化义》载："扁豆，味甘平而不甜，气清香而不窜，性温和而色微黄，与脾性最合。"皮肤湿疹病人，常食白扁豆，脾健运而湿热去，有利于治愈湿疹顽症。

绿豆：性凉，味甘，有清热、祛暑、利水、解毒的作用。古代医家认为，它可以"主丹毒烦热，风疹"，"治痘毒"，"疗痈肿痘烂"等皮肤疾患，均借其清热利水解毒之功，急性皮肤湿疹病人食之，有助于祛湿清热。

冬瓜：性凉，味甘淡，有利水和清热作用。《本草从新》说它能"利湿去风"，故对急慢性湿疹病人有益。

瓠子：性寒，味甘，能清热利水湿。医药书中说它能治"疮毒"，皮肤湿疹也可以说是一种疮毒之病，食用瓠子清利湿热则湿疹可愈。《滇南本草》载："治诸疮脓血流溃：瓠子用荞面包好，以火烧焦，去面为末，服之。"这与顽固性湿疹伴感染相似。简单有效的食法，以煎汤服用为宜。

丝瓜：性凉，味甘，皮肤湿疹病人宜常食之，可以起到清热、凉血、解毒的效果。《医学入门》中说："治男妇一切恶疮，小儿痘疹余毒，并乳痈、疔疮。"这类病症，多因湿热为患，与皮肤湿疹一样，食用丝瓜，均能达到去湿热、解湿毒的目的。

153

西瓜：性寒，味甘，有清热、解暑、利小便等作用，皮肤湿疹病人宜食，可使湿热之邪从小便而去。也宜用西瓜皮煎水代茶饮，同样可以收到清利湿热的效果。

山药：性平，味甘，功在补脾胃、健脾运。中医学认为，脾为后天之本，主运化水湿，皮肤湿疹病人缘于脾失健运，湿热内生。常吃山药健脾胃而水湿渐化。一年四季，均宜食用，炒食煮食或煎汤皆可。

白茯苓：性平，味甘淡，既能健脾胃，又能利水渗湿，皮肤湿疹病人宜食。《用药法象》中说，茯苓能利窍，益脾逐水，除湿之圣药。《药品化义》中说它能"治下部湿热，淋沥水肿，便溺黄赤。"皮肤湿疹病人宜常食之。

马兰头：性凉，味辛，有凉血、清热、利湿、解毒等作用。《四川中药志》称其有"除湿热，利小便"功效。《本草正义》认为，马兰头"最解热毒，能专入血分，止血凉血，尤其特长"。所以，湿疹病人，食之最宜。

枸杞头：性凉，味甘苦。《日华子本草》云它能"消热毒，散疮肿"。皮肤湿疹病人如感到皮肤瘙痒或发出红疹，小便不利，尿色赤黄，口鼻火热的现象，可能是血热所致，枸杞头有清理血热作用，用枸杞头煮汤饮服，可见疗效。

黄瓜：性凉，味甘，可除热、利水、解毒。《滇南本草》载："解疮癣热毒。"《本草求真》说：黄瓜"气味甘寒，服此能清热利水。"湿热为患的皮肤湿疹病人，宜常吃黄瓜，生吃、凉拌、烧食皆可。

金针菜：俗称黄花菜。有清热利湿的作用，凡急性或亚急性皮肤湿疹以及合并感染者，均宜常食。《日华子本草》云："金针菜治小便赤涩。"《本草纲目》说它有"消食，利湿热"的功效。近代学者认为，常吃金针菜，能增强皮肤韧性和弹力，保护表皮与真皮组织细胞，加速皮肤毛细血管血液循环，抵御内外各种不良因素对皮肤的刺激侵蚀，对皮肤起到一定的保护作用。

水芹：性凉，味甘苦，能清热，又能利水。《贵州民间方药集》说它能"解热利尿，祛风"。皮肤湿疹可以通过利水湿、清邪热，而改善湿疹病人的症状。

荸荠：性寒，味甘，能清热、化痰、消积。唐·孟诜说它能"消风毒"。《本草再新》记载："清心降火，补肺凉肝，消食化痰，破积滞，利脓血。"前人还用其治"黄疸湿热，小便不利"。这些都说明荸荠有消风、清热、利湿的功效，故皮肤湿疹病人宜食之。

金银花：性寒，味甘，最善清热解毒，皮肤湿疹合并感染病人，食之最宜，《滇南本草》载："金银花清热，解诸疮。"《生草药备要》说它能"去皮肤血热"。《本草备要》也称它能"治疗癣"。尤其是急性和亚急性皮肤湿疹病人，用金银花煎水代茶频饮，颇有裨益。

蛇肉：有祛风、杀虫之功，历代医家多用于治疗皮肤病。《本草纲目》早有记载：蟒蛇肉"去手足风痛，杀三虫，去死肌，皮肤风毒病风，疗癣恶疮。"《药性论》载：乌蛇肉"治热毒风……痒疥等。"《开宝本草》也说：乌蛇"主诸风瘙隐疹，疥癣。"《食物中药与便方》中介绍："皮肤化脓性疾病（即皮肤湿疹反复发作、脓疱疔痈等）：取大的乌梢蛇 1～2 条，宰杀后做菜，喝汤食肉，连吃 3～4 次，有一定疗效。"

鲫鱼：有健脾利湿的功效，皮肤湿疹者宜食。《医林纂要》认为："鲫鱼性和缓，能行水而不燥，能补脾而不濡。"《本草经疏》认为，鲫鱼能"主诸疮久不瘥"，并说："鲫鱼调胃实肠，与病无碍，诸鱼中唯此可常食。"

乌鱼：俗称黑鱼，能补脾、利水，历代医家常用以治水肿、湿痹、疥癣等。《医林集要》介绍："治一切风疮顽癣疥癞，年久不愈者：乌鱼一条，去肠肚，以苍耳叶填满，外以苍耳安锅底，置鱼于上，少少着水，慢火煨熟，去皮骨淡食，勿入盐、酱，功效甚大。"慢性皮肤湿疹也属"一切风疮顽癣"之类，也可依照此法取乌鱼食用。

泥鳅：性平，味甘，既能补中气，又可祛湿邪，急慢性皮肤湿疹病人食之最宜。《滇南本草》中记载："煮食治疮癣。"《四川中药志》也云："利小便，治皮肤瘙痒，疥疮发痒。"

此外，皮肤湿疹病人还宜食用萝卜、菊花脑、青菜、黄芽菜、豇豆、蚕豆、节瓜、玉米须、金花菜、马铃薯、黑木耳、百合、苤蓝、茭白、芋头、苋菜、蕹菜、菊芋、慈姑、藕、地瓜、绿豆芽、豆腐、胡萝卜、番茄、莼菜、番薯、菜瓜、地耳、菱、豆苗、梨、苹果、橘子、枇杷、柑、橙子、柿子、草莓、鸭肉、黄鳝、鲩鱼、鲢鱼等食物。

155

第三节　食物对带状疱疹的食疗验方

一、茶对带状疱疹的食疗验方

◎ 茶洗方

对症食疗：治带状疱疹。

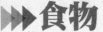

用量配方：老茶树叶适量。

制作方法：将老茶树叶研细成末，熬汁调搽。

使用方法：每日搽 2～3 次，至治好为止。

二、醋对带状疱疹的食疗验方

◎ 醋黄冰片方

对症食疗：治带状疱疹。

用量配方：米醋 20 毫升，青黛 10 克，枯矾 10 克，黄连 6 克，冰片 1 克，梅花点舌丹 5 克。

制作方法：将上述药共研成细粉，用米醋调成稀糊状，把疱疹挑破，外涂。

使用方法：每日搽 2 次。

三、蒜对带状疱疹的食疗验方

◎ 蒜烟方

对症食疗：治带状疱疹。

用量配方：大蒜、野烟叶各适量。

制作方法：将上述 2 味共捣烂成泥。

使用方法：用水调后搽抹。

四、带状疱疹病人适宜的食物

带状疱疹病人的饮食宜清淡、富含 B 族维生素的食物，可选用清热解毒，活血化湿，滋阴退火的食物及药食兼用之品，如各种粗食、猪瘦肉、蛋黄、白菜、萝卜、马兰头、枸杞头、苜蓿、金银花、板蓝根、大青叶、鲜芦根、马齿苋、蒲公英、芫荽、贯众等。忌食虾、蟹等海鲜、河鲜以及羊肉、公鸡等发物，忌食酒类、浓茶、咖啡、葱、辣椒、胡椒等温热刺激性食物。

第四节　食物对荨麻疹的食疗验方

一、茶对荨麻疹的食疗验方

◎ 莲蒡茶

对症食疗：治风疹。

用量配方：连翘 6 克，牛蒡子 5 克，绿茶 1 克。

制作方法：将上述 3 味共研为细末,用沸水冲泡或加水煎汁均可,
　　　　　若煎,时间不宜过长。

食用方法：每日 1 剂,不拘时当茶温饮。

二、醋对荨麻疹的食疗验方

◎ 醋糖姜汤

对症食疗：治风疹,瘙痒难忍。

用量配方：醋半碗,姜 50 克,红糖 100 克。

制作方法：将姜切成细丝,与醋、红糖一起放入沙锅内煮二沸,去渣
　　　　　取汁。

食用方法：每日 2～3 次,每服 1 小杯,加温水和服。

三、蒜对荨麻疹的食疗验方

◎ 蒜疗方

对症食疗：治荨麻疹。

用量配方：大蒜 15 克,大枫子 30 克。

使用方法：将上述 2 味捣烂,加水 100 毫升,煮沸约 5 分钟,取液外
　　　　　涂患处。

第五节　食物对花斑癣的食疗验方

一、醋对花斑癣的食疗验方

◎ 山姜米醋方

对症食疗：治汗斑。

用量配方：鲜山姜 20 克,米醋 100 毫升。

制作方法：将山姜洗净捣烂,放入米醋中浸泡半天。

使用方法：取汁外涂。

二、蒜对花斑癣的食疗验方

◎ 蒜外用方

对症食疗：治花斑癣。

用量配方：紫皮蒜适量。

使用方法：将紫皮蒜去皮洗净,捣烂擦患处。每日早晚各擦 1 次。

157

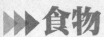
提高免疫力

三、姜对花斑癣的食疗验方

◎ 姜黄方

　　　对症食疗：治汗斑。

　　　用量配方：姜片、枯矾、硫黄各等份。

　　　制作方法：将枯矾、硫黄共研细末。

　　　使用方法：用姜片蘸药末搽患处。

　　　注意事项：数日忌洗澡。

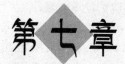

第七章

食物对传染性疾病的食疗验方

　　传染性疾病分两大类：一类是内科，一类是外科。内科包括肝炎、肺结核、艾滋病；外科主要有：性病、银屑病，梅毒等。传染性疾病主要是以防为主，得了此病后应该及时治疗，不可讳忌医治，怕别人嫌弃自己而隐瞒病情，延误病情的治疗，使之发展恶化，造成不必要的损失。

　　传染性疾病，大多是由不良的生活习惯和不文明的行为所造成的，如：甲型肝炎，就是不注意饮食卫生所造成的；性病、艾滋病大多数是因为不洁性交、不讲卫生、不洁身自好而引起的。所以，应该从道德标准，高尚的情操来要求自己，以达到防病治病的效果。

第一节　食物对痢疾的食疗验方

一、茶对痢疾的食疗验方

◎ **姜茶饮**

　　对症食疗：治急性细菌性痢疾。

　　用量配方：生姜10克,绿茶50克。

　　制作方法：将上述2味一起放入沙锅内,加水3碗,煎至2碗。

　　食用方法：每日4次,每次服半碗。

　　注意事项：本方可健胃止痢。若患病已5～6日,再加入醋小半杯（可加红糖或白糖）。

二、醋对痢疾的食疗验方

◎ **痢疾醋茶疗方**

　　对症食疗：治温热痢疾。

　　用量配方：米醋100毫升,绿茶100克。

制作方法：将绿茶煎取浓汁 300 毫升。

食用方法：每次 100 毫升茶汁，加醋 10 毫升，热饮，每日 3 次。另取绿茶末 12 克，白痢者用姜汤送服；赤痢者用甘草水送服，每日 3 次。症状消失后，再连服 3 日，以予巩固治疗。

三、蒜对痢疾的食疗验方

◎ **大蒜金银花**

对症食疗：治急性细菌性痢疾。

用量配方：紫皮大蒜 10 克，金银花 6 克，甘草 2 克。

制作方法：将大蒜去皮捣烂，与其余 2 味一起用开水浸泡，加入适量白糖。

使用方法：以药代茶频饮。

四、姜对痢疾的食疗验方

◎ **葡萄姜蜜汁**

对症食疗：治细菌性痢疾。

用量配方：生姜汁、鲜葡萄汁各 50 毫升，绿茶 5 克，蜂蜜适量。

制作方法：用沸水冲泡浓茶 1 杯，兑入葡萄汁、姜汁和蜂蜜。

食用方法：每日 2 次，趁热顿服。

五、痢疾病人适宜的食物

急性痢疾病人宜食食物有：

大蒜：口服生紫皮蒜，每日 3 次，每次 1～2 个。《哈尔滨中医》报道："单食生大蒜，经数百例观察，平均治愈率为 95% 以上，体温平均 1～2 天降至正常，里急后重平均 2～5 天消失，大便平均 2～4 天恢复正常。"

苋菜：能治赤白痢疾。《本草图经》云："紫苋：主气痢。赤苋：主血痢。"《本草纲目》中也说："六苋，并利大小肠，治初痢。"凡痢疾初起，宜用红苋菜煎水服食。

萝卜：民间常用白萝卜 250 克，榨取汁，加白糖 30 克，再用沸水冲服，日服 2 次，治愈为止。《食物本草》云："生捣服，治噤口痢。"也可选用《普济方》中的办法："治诸热痢、血痢及痢后大肠里痛：萝卜，截碎，研细，滤清汁一小盏，蜜水相拌一盏，同煎，早午食前服。"

马齿苋：能清热、解毒，善疗热痢脓血。宜用马齿苋60～90克(鲜品加倍)，与扁豆花10～12克，水煎加红糖，1日分2次饮服。《圣惠方》中也载："治血痢：马齿苋两大把(切)，粳米三合(3分升)。上以水合马齿苋煮粥，不着盐醋，空服淡食。"

苦瓜：俗名癞葡萄。苦寒清热，能疗痢疾。《福建中草药》介绍一法："鲜苦瓜捣烂绞汁1杯，用沸水冲服。"

山楂：善于消积导滞。《医钞类编》载："治痢疾赤白相兼：山楂肉不拘多少，炒研为末，每服一二钱，红痢蜜拌，白痢红砂糖拌，红白相兼，蜜砂糖各半拌匀，白汤调，空心下。"山东医学院《医药学报》介绍，单用山楂治疗24例急性菌痢，全部有效。齐齐哈尔医学院也曾用山楂100克煎服，治疗菌痢30例，除3例无效外，其余均治愈或好转。

杨梅：能和胃消食，适宜急慢性痢疾病人食用。唐代食医孟诜曾说："杨梅能涤肠胃，亦能治痢。"可用杨梅50～100克，煎水服。江西《中草药学》也载："治痢疾，杨梅浸烧酒服，或用五钱煎服。"

荠菜：适宜急性和慢性痢疾病人食用。《日用本草》载："治痢疾，荠菜叶烧存性，蜜调服。"民间多用鲜荠菜100克，水煎服。

茶叶：能化痰、消食、解毒。唐·孟诜的经验："治血痢，好茶1斤，捣末，浓煎一二盏服，久患痢者亦宜服之。"所以，茶叶适宜急性和慢性痢疾病人食用。《上海中医药杂志》、《新医学报》等均曾介绍，单用茶叶治菌痢，无论急性、慢性菌痢均有效果，急性菌痢的治愈率一般在95%以上，慢性菌痢的治愈率在85%以上。

金银花：善于清热解毒，热痢血痢病人宜食之。《惠直堂经验方》介绍："治痢疾：金银花五钱，红痢以白蜜水煎服，白痢以砂糖水煎服。"

槟榔：热带居民多用来当茶果供宾客，也适宜急性痢疾病人食用，可用槟榔10克，配合马齿菜10克，煎水代茶饮。

此外，急性痢疾病人还宜吃扁豆、冬瓜、草莓、萝卜、蘡、荸荠、莙荙菜、薤白、蕺菜、绿豆、西瓜等食物。

慢性久痢病人，宜吃以下食物：

糯米：《本草纲目》云："糯米暖脾胃，止虚寒泻痢。"慢性久痢病人，多为脾胃虚寒所致，故尤宜食之。《经验良方》载："治下痢：糯谷一升，炒出白花，去壳，用姜汁拌湿，再炒为末，每服一匙，汤下，三服。"此法供虚寒久痢病人食用，的确有效。

荞麦: 能宽肠消积,最宜慢性痢疾病人食用。古时《简便方》曾记载一案例:"肚腹微微作痛,出即泻,泻亦不多,日夜数行者,用荞麦面一味做饭,连食三四次即愈。"明代李时珍自己也有切身体会,他说:"子壮年患此两月,瘦怯尤甚,用消食化气之药,俱不效,一僧授此而愈,转用皆效。"

白扁豆: 凡久痢久泻之人均宜,急性泻痢者也宜。可用白扁豆适量,炒黄,研末,每日 3 次,每次取 25～30 克,用浓米汤调服。

羊脊骨: 能温补脾肾之阳。对虚寒久痢病人,宜用羊脊骨 500 克,煨取浓汤,与糯米 50～100 克,煮稀粥温热服食。《本草纲目》中介绍:"脊骨,补肾虚,通督脉,治腰痛下痢。"

乌骨鸡: 凡脾虚滑泄久痢病人宜服之。《普济方》介绍"乌骨鸡 1 只,去毛、肠,用茴香、良姜、红豆、陈皮、白姜、花椒、盐,同煮熟烂。饮食汁肉,使胃气开。"

白鲞: 或称鲞鱼,为黄鱼的干制品。能开胃、消食、健脾、补虚。《菽园杂记》云:"痢疾最忌油腻生冷,唯白鲞宜食。"《本草汇言》也认为:"以鲞白水煮烂食之,其性不热不寒,不克不腻,能补能清,健利肠胃,为肠虚胃弱人必需用之,诚药食中之良品也。"

鲫鱼: 功能健脾利湿,慢性久痢者宜食。大鲫鱼 1 000 克洗净,将大蒜瓣 2 枚,胡椒 6 克,陈皮 10 克,砂仁 10 克,荜拨 6 克,以及葱、酱油适量放入鲫鱼肚内。如常法先将鲫鱼煎熟,然后再加清水炖煮,炖至汤汁浓稠呈奶白色即可食用。

石榴: 善疗滑泄久痢,凡慢性痢疾者,尤宜食用石榴皮。可单用石榴果皮 15～20 克,水煎后加红糖适量,1 日分 2 次服下。也可用大石榴 1 个,劈开,放入搪瓷杯内加水煮沸,然后加入红糖少许同煮,喝汤,每日 1～2 次。

乌梅: 对慢性久痢病人尤宜。《肘后方》记载:"治久痢不止,肠垢已出:乌梅肉二十个,水一盏,煎六分,食前,分两次服。"《医说》载曾鲁公痢血百余日,国医不能疗,陈应之用盐水梅肉一枚,研烂,合腊茶入醋服之,一啜而安。《本草新编》称赞:"乌梅,止痢断疟,每有速效。"

薤白: 对慢性和急性痢疾均宜。《本草拾遗》中说过:"调中,主久利不瘥,大腹内常恶者,但多煮食之。"可采用《食医心镜》中一方:"治赤白痢下:薤白一握,切,煮作粥食之。"

燕窝：能益气、补中、养阴,宜久痢虚弱病人食用。正如《本草从新》中说:"燕窝开胃气,已痨痢。"可用燕窝 10～15 克,同冰糖 5 克,隔汤炖服。

此外,慢性痢疾病人还宜吃苋菜、马齿苋、荠菜、茶叶、山楂、山药等食物。

第二节　食物对疟疾的食疗验方

一、茶对疟疾的食疗验方

◎ 鲜地骨皮茶

　　对症食疗：治疟疾。

　　用量配方：鲜地骨皮 30 克,茶叶 3 克(鲜茶叶 30 克)。

　　制作方法：将上述 2 味一起放入沙锅,加水适量,煎沸 10～15 分钟。

　　食用方法：发作前 2～3 小时,1 次服完。

二、醋对疟疾的食疗验方

◎ 2 味治疟方

　　对症食疗：治疟疾。

　　用量配方：醋 400 毫升,小苏打(碱面)3 克。

　　制作方法：将上述 2 味混合。

　　食用方法：病发前饮用。

　　注意事项：疟疾初起时忌食醋。

三、蒜对疟疾的食疗验方

◎ 蒜酒方

　　对症食疗：治疟疾。

　　用量配方：独头蒜 5 头,热酒适量。

　　制作方法：将蒜去外皮洗净,捣成烂糊,用热酒冲服。

　　食用方法：每天服 2 次,连服 3～5 天。

四、姜对疟疾的食疗验方

◎ 姜茶汤

　　对症食疗：治疟疾。

用量配方：生姜、细茶各 10 克。

制作方法：水煎服。

食用方法：每日 1 剂,早晚分服。

第三节　食物对病毒性肝炎的食疗验方

一、茶对病毒性肝炎的食疗验方

◎ 绿茶丸

对症食疗：治急性传染性肝炎。

用量配方：绿茶适量。

制作方法：将茶研末,用蜂蜜调为 3 克重的丸。

食用方法：每日服 3～4 次,每次服 1 丸,持续 2～3 周。

二、蒜对病毒性肝炎的食疗验方

◎ 大蒜液注射

对症食疗：治急性黄疸型肝炎。

用量配方：100% 大蒜低压蒸馏液。

使用方法：将 100% 的大蒜低压蒸馏液作穴位注射,取穴依次为肝俞、脾俞、足三里、天枢、气海、关元、中脘、下脘、大肠俞、小肠俞等。每日注射 1 次,按病情轻重,每次取 4～8 穴,每穴注射 1.0～1.5 毫升,每天总量为 5～10 毫升。

三、姜对病毒性肝炎的食疗验方

◎ 枸杞鸡肾粥

对症食疗：补益肝肾,利尿退黄,治慢性黄疸型肝炎,肝区胀痛,头晕目眩,久视昏暗,腰膝酸软,以及老年糖尿病。

用量配方：枸杞子 30 克,鲜鸡肾 1 个,粳米 100 克,陈皮 1 片,盐、生姜各适量。

制作方法：将枸杞子、粳米淘净,与鸡肾一起煮为粥,加入调味品即成。

食用方法：供早点或晚餐服食。

注意事项：脾胃薄弱,经常泄泻者忌服。

四、病毒性肝炎病人适宜的食物

病毒性肝炎病人饮食宜选择清淡、易消化的食物,如牛奶、豆浆、稀饭、面条,待食欲好转后,再逐渐增加蛋白质、维生素类食品。湿热型黄疸病人,宜选用苡仁、冬瓜、赤小豆、西瓜、豆腐、萝卜等清热利湿的食物,忌食香燥、动火、滋腻一类的食物;慢性迁延性肝炎病人,宜选用牛奶、瘦肉、甲鱼(鳖)、鸡、鸡蛋、兔肉、鱼类、食用菌类、水果类、蔬菜等食物,忌食酒、辣椒等辛辣、刺激性食物。

第四节 食物对肺结核的食疗验方

一、醋对肺结核的食疗验方

◎ 白芥子醋调方

对症食疗:治肺结核。

用量配方:五灵脂、白芥子各15克,生甘草6克,大蒜泥15克,米醋10毫升。

制作方法:将上述前4味捣匀,加醋搅拌,摊放在纱布上,敷颈椎至腰椎脊旁开5厘米。

使用方法:1～2小时后,皮肤有灼热感揭去,7日敷1次。

二、蒜对肺结核的食疗验方

◎ 大蒜黄米粥

对症食疗:治肺结核。

用量配方:大蒜、大黄米各30克。

制作方法:将米熬粥,大蒜放在沸水中略煮(外熟里生)。

食用方法:1日服3次。

165

三、姜对肺结核的食疗验方

◎ 葛根姜蜂方

对症食疗:治肺结核。

用量配方:姜汁、蜂蜜、葛根粉各1匙。

制作方法:将上述3味一起放入杯内,用沸水冲服。

食用方法:每日3次,连服20～30日。

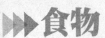
四、肺结核病人适宜的食物

凡患有肺结核病人,均宜食用以下食物:

西米: 能健脾益气,补肺化痰,凡肺结核之人脾肺气虚,久病虚乏者,均宜食用。可用西米与糯米煮粥食尤妙。

芝麻: 有补肝肾、润五脏作用。肺结核病人宜用芝麻、胡桃仁各250克,炒后碾细,与蜂蜜250克拌匀,每日3次,每次1汤匙,空腹服用。

水獭肝: 能养阴、益气、宁嗽、止血。古人即用之于治肺痨病,著名治肺结核古方"月华丸",其主要成分就是水獭肝。民间有用水獭肝1副,陈酒浸透,再阴干研成粉末。每日3次,每次服10克,用白开水送服,适宜开放性肺结核病人。

蝗虫: 富含蛋白质及钙、磷、铁和维生素A,有补养强壮作用,可主治肺结核。北方民间有用蝗虫烘干研粉,每日2~3次,每次饭后服6克,适宜肺结核病人食用。

蛤蚧: 能补肺益肾,定喘止嗽,适宜慢性肺结核病人食用。《开宝本草》云:"主久肺劳,疗咳嗽。"《本草衍义》中也说其有"补肺虚劳嗽有功"。凡肺痨之人,宜用蛤蚧1对,焙干研末,配合党参、山药、麦冬、百合干各30克,一起研为末,每日2次,每次用水送服3克。

蚕蛹: 属高蛋白食品,适宜肺结核病人服食。民间多用蚕蛹焙干后研粉,每日2次,每次服2~3克;也可将蚕蛹粉装入空心胶囊内,每次服5~6粒。

阿胶: 能养阴补肺,止咳止血,适宜肺结核虚劳咳嗽,痰中带血者服食。《汤液本草》中说:"阿胶益肺气,肺虚极损,咳嗽唾脓血,非阿胶不补。"可单用阿胶,每次10克,隔水炖服;也可以用阿胶10克,与糯米50克煮粥食用。

甲鱼: 能滋阴补益。《随息居饮食谱》称它可"滋肝肾之阴,清虚劳之热"。肺结核多属阴虚火旺之症,所以宜食甲鱼。甲鱼血也适宜肺结核病人服食,尤其适宜肺结核病人伴有下午低热者食用。方法:将甲鱼1只洗净,宰取鲜血,用热黄酒冲服,当日服完,如能持续服用更好。

龟肉: 能益阴补血,肺结核劳瘵骨蒸,久嗽咯血之人宜食。《便民食疗》中有"治虚劳失血咯血,咳嗽寒热,补阴降火:田龟,煮取肉,和葱、椒、酱、油煮食"的记载。

166

蛤蜊： 能滋阴、降火、补虚、化痰，适宜肺结核阴虚盗汗病人服食。可取蛤蜊肉熬汤喝，也适宜用蛤蜊肉炒韭黄做菜食用，常吃有益。

鳗鲡： 善于补虚羸，属高蛋白饮食，肺结核阴虚劳热者尤宜食用。《本草经疏》云："鳗鲡鱼甘寒而善能杀虫，故骨蒸劳热，大有益也。"《梦溪笔谈》还记载一事：有一女子病瘵（肺结核），几乎快要死了，有一渔夫每天用鳗鲡烧汤给她吃，结果病愈，后为渔人妻。

鲍鱼： 又称鲍鱼。能滋阴补虚，肺结核低热不退，咳嗽盗汗者宜食。《随息居饮食谱》中说："补肝肾，开胃养营，愈骨蒸劳极。"鲍鱼适量，煮作菜，每日食之，有滋养强壮之功，肺结核或淋巴结核潮热盗汗病人宜食用。

鳜鱼： 补气血，益脾胃。《随息居饮食谱》云："养血，补虚劳，杀劳虫。"《医说》中记载："有越州邵氏女，年十八，因病劳瘵累年，偶食鳜鱼羹而愈。"

兔肉： 据天津市第一结核病防治院介绍，肺结核病人用健康孕兔之胎儿（胎兔）服食，坚持 3～6 个月，能改善体质，减轻症状。

紫河车： 能大补元气，增强体质，适宜肺结核体质衰弱病人食用。《本草蒙筌》记载："疗诸虚百损，劳瘵传尸，骨蒸潮热，体瘦发枯。"所谓"传尸"，即肺结核病。可用新鲜紫河车清洗干净后，与精猪肉适量剁成肉末，做成馄饨或水饺食用；也可将紫河车洗净烘干，研成细粉，装入空心胶囊内，每日 2～3 次，每次服 5～6 粒。

冬虫夏草： 能补虚损，益精气，止咳化痰。肺结核病瘵嗽咯血虚喘者宜服食。根据《中国防痨杂志》、《中华结核病科杂志》等介绍，冬虫夏草确有抗结核效果。《现代实用中药》也载："冬虫夏草适用于肺结核慢性咳喘、吐血与盗汗。"若用冬虫夏草 10～15 克，鲜胎盘 1 个，隔水炖熟服食，对体虚肺结核病人尤为适宜。

大蒜： 据国内多家医学杂志报道，大蒜对肺结核病有满意的疗效。常用方法：用紫皮大蒜 15～20 瓣（30～45 克），去皮，放入沸水中煮 1～1.5 分钟，取出，大蒜瓣，加入糯米 50 克，煮成稀粥，然后再将原蒜瓣放入粥内，搅拌均匀即可食用。若兼有咳血咯血，可加入白及粉 3 克，如此早晚各吃 1 次，连吃 10～15 天，停 3 天再吃，对肺结核病人尤宜。《中草药通讯》介绍，此法 115 例肺结核病人应用，结果有效率达 92.5%。

白果： 白果汁、白果肉均有抗结核作用。《中华新医学报》、《内科

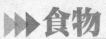

学报》介绍,肺结核病人单食白果也宜,对改善症状有作用,食用后病人的发热、盗汗、咳嗽、气喘、咳血、食欲不振等均有不同程度好转。

燕麦:适宜肺结核病人经常煮粥吃。可用燕麦片60克,加水与糯米如常法煮粥食用,或炖猪瘦肉吃,对肺结核盗汗病人颇有疗效。

山药:能补脾益肺,适宜肺结核者常年食用,可有"培土生金"之妙。每次可用山药120～150克,洗净切片,煮汁服,喝汤吃山药。对肺结核低热,或嗽或喘,自汗,心悸,便溏者尤宜。

百合:能润肺补肺,止咳止血,适宜肺痨久嗽、咳吐痰血病人食用。凡肺结核病人咳嗽咯血病人,可用鲜百合2～3个,洗净捣汁,用温开水和服,1日服2次;也可用鲜百合适量,加冰糖蒸熟后食用,或用百合煮粥吃。

糯米:最能补中益气,养脾胃,补肺气,适宜肺结核病人煮稀粥吃,更宜加大枣、银耳、百合等一起煮粥。

黄精:肺结核病人宜常吃。湖南、福建等地民间习惯用新鲜黄精50～100克,单独煎水喝,或与冰糖50克炖食,或与猪肉一起炖食。

此外,肺结核病人还宜吃藕、梨、李子、香蕉、萝卜、胡萝卜、甘蔗、水煮花生、大枣、莲子、芡实、栗子、核桃、黄豆及其豆制品、马兰头、菊花脑、金针菜、白木耳、黑木耳、荠菜、各种新鲜绿色蔬菜、粳米、玉米、薏苡仁、白扁豆、赤小豆、饭豇豆、牛肉、牛奶、羊肝、羊奶、羊骨髓、鸭、鸡肝、猪肉、猪肺、乌骨鸡、蛙肉、泥鳅、青鱼、鲫鱼、乌鱼、鲢鱼、鳊鱼、海参、灵芝、沙参、西洋参、枸杞子、燕窝等食物。

提高免疫力

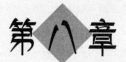

第八章

食物对减肥的疗效

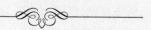

　　肥胖是疾病,同时也是引起其他疾病的重要因素。肥胖主要是体内脂肪存量高、热量大、体重超出正常的生理指标,而出现的臃肿、肥胖,同时还会引发高血糖、高血脂、高血压、脂肪肝等多种疾病,并会损伤其他器官,损身折寿。减肥就是要合理地控制体重。

　　目前,减肥存在三大误区:第一,不科学饮食、引起返弹,对热量大,含糖量高的食物,不节制饮食,不合理减了胖,胖了减,造成恶性循环。第二,依赖药物,花大钱减胖,把很轻松、科学的控制体重,搞得复杂化。例如,脂肪含量大是肥胖的重要原因之一,应少吃些带油脂的食物,减少脂肪的摄入量,既省钱,又健康。第三,盲目减肥。你的体重根本就不胖,还减什么肥呢? 成年人正常的体重是:身高减 100×2,即是你的标准体重。例如,一位身高 1.75 米的男子,减去 100 厘米,即 $175 - 100$(厘米)$\times 2 = 150$(75 千克),75 千克是你的标准体重。一名女子 $165 - 100$(厘米)$\times 2 = 130$(65 千克),65 千克是你的标准体重。你的体重如低于此标准就是属偏瘦型了,这样计算后你还需要减肥吗?

第一节　减肥食疗

　　减肥主要是控制每天食物热量的摄取量,人要生存,要有维持生命的营养成分来满足人体生理的需要,而肥胖的人是营养失衡、饮食不合理的结果。胖不代表健康,肥胖会导致其他疾病的产生,降低自身免疫力和抗御疾病的能力。减肥主要是控制饮食,合理搭配,营养合理,需把握以下 3 点原则:

　　(1)减少三白食品,即减少高热量、高含糖量、高脂肪食物的摄入

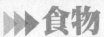

量。男人每天控制主食在 300 克以下,女人控制在 200 克以下(三顿饭正常吃),你的体重会明显下降。

(2) 减少油脂的摄入量。少吃油炸、油浸、油炖的食物,每周吃两次无油少糖的炖菜,炒菜不放油或少放油,用水煸锅,每天动物脂肪和植物脂肪,男人控制在 100 克以内,女人控制在 60 克以内。

(3) 合理饮食。牛奶、水果、鸡蛋、肉品、五谷杂粮、大豆蔬菜经常吃,保证饮食卫生,营养合理,就能达到既健康、又苗条的目的。

另外,每次吃饭要控制在七八成饱,不可暴饮暴食。每次吃七八成饱,开始几天内有点饥饿感,1 个月过后就可消逝习惯。

第二节　减肥饮食新验方

◎ 生吃花椒

原料配方:干花椒 12 粒。

食用方法:将花椒用水洗净,放入嘴里嚼食,坚持 10 天,就可有明显的效果。

◎ 茄子减肥

原料配方:生茄子(长茄、圆茄均可)。

食用方法:每次吃饭前生吃 100～150 克生茄子,或者酱茄子,或者将茄子蒸熟,拌蒜泥佐餐,15 天见效。

食疗功效:祛脂减脂,生津补血。

◎ 空腹喝水法

原料配方:纯净水、矿泉水、凉白开水,任选 1 种 300 毫升。

食用方法:每天早晨起床后,喝 200～300 毫升干净清水,天天坚持。

食疗效果:清除体内垃圾,清洗肠道胃壁油脂。

◎ 瓜果食疗法

原料配方:黄瓜、番茄、梨、葡萄、萝卜等含糖低的瓜果。

食用方法:将水果洗净或去皮,饭前饥饿时吃 100～150 克。

食疗功效:减少体内热量,增加维生素和矿物质的含量,维生素、矿物质不会使人发胖。

◎ 综合饮食法

　　原料配方：各种食用菌，牛、羊、猪肉，水果，杂粮。

　　食用方法：每天各种食物合理搭配、科学饮食，每周吃 1～2 次肥
　　　　　　　肉。实践证明，肥肉不一定会使人体发胖，使人发胖的
　　　　　　　食物是"三白食品"，而不是动物肉类。

　　食疗功效：营养合理，科学饮食。

第三节　能"吃去"体内脂肪的食物

　　茶：可降低血脂和胆固醇水平，增强微血管的韧性，抑制动脉粥样
硬化，每天饮 3 杯云南沱茶，即可使血液中的脂肪含量大大降低。

　　牛奶：属碱性食品，含较多的钙质，能抑制体内胆固醇合成酶的活
性，也可减少人体对胆固醇的吸收。

　　玉米：含丰富的钙、磷、硒、卵磷脂和维生素 E 等物质，具有降低血
清中胆固醇的作用，能预防高血压和冠心病的发生。

　　醋豆：含有皂素及不饱和脂肪酸，能清除黏附在血管壁上的脂肪。
所以，长期服用醋豆有降低胆固醇的作用。

　　生姜：生姜能大大降低血液中胆固醇的含量，可常吃，但每次不宜
多食。

　　螺旋藻：含有 70% 纯天然植物蛋白质，不含胆固醇，还含有极丰富
的维生素，能有效地降低人体血管中的胆固醇、三酰甘油以及多余的
脂肪。

　　鱼：是一种高蛋白、低脂肪食品，含有人体必需的多种不饱和脂肪
酸，具有抑制血小板聚集和降低胆固醇的作用。由于鱼脂肪里含的 22
碳 6 烯酸（DHA）是促进大脑发达的有益物质，所以 DHA 是人体中不可
缺少的脂肪酸，可健脑益智。

171

　　苹果：含有丰富的钾，可排除体内多余的钠盐，经常吃苹果可以帮
助维持正常的血压。苹果还含有丰富的果酸，具有防止脂肪聚积的作
用；果酸还能与其他降低胆固醇的物质，如维生素 C、果糖、镁等结合成
新的化合物，从而增强降血脂效能。每天吃 1 个苹果的人，其体内血液
中的胆固醇含量可降低 10% 以上。

　　燕麦：含有极丰富的亚油酸和丰富的皂苷素，可降低血清总胆固

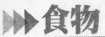

醇、三酰甘油(甘油三酯)和脂蛋白,防止动脉粥样硬化。

黄豆: 含有丰富的蛋白质和钙质,还富含亚油酸,可减少胆固醇,防止动脉粥样硬化。

冬瓜: 含有丙醇二酸,对发胖、体重偏高的人是十分有益的。

菊花: 不仅能有效地降低血脂,而且可以预防动脉粥样硬化及降低血压,且作用持久而平衡。

芝麻: 含有丰富的卵磷脂和亚油酸,可治疗动脉粥样硬化,而且芝麻所含的脂肪,大多为不饱和脂肪酸。

冬菇: 含有谷氨酸等18种氨基酸,可降低血压、胆固醇,预防动脉粥样硬化,有宁心保肝、安神定志,促进新陈代谢与加强体内废物排泄等作用。

洋葱: 富含前列腺素,有舒张血管、降低血压功能,还可预防动脉粥样硬化。

大蒜: 所含大蒜精油具有降脂效能,所含的混合物可减少血中胆固醇和阻止血栓形成,有助于增加高密度脂蛋白,保护心脏动脉。吃大蒜还有平衡和稀释血液的作用。

马铃薯: 属于植物蛋白中的优质蛋白食品,它产生的食物纤维可以在肠管中吸附胆固醇,降低胆固醇的吸收率,抑制动脉粥样硬化的发生和发展。

第四节　12 种美腿的食物

模特的身材如此魔鬼,因为她们拥有一双修长健美、胖瘦适中的大腿。在这里,我们为你剖解美腿密码——多食水果与蔬菜。

海苔: 海苔里含有丰富的维生素 A、维生素 B_1、维生素 B_2,还含有矿物质和纤维素,对调节体液的平衡裨益良多,想拥有纤细玉腿可不能放过它。

芝麻: 能提供人体所需的维生素 E、维生素 B_1 和钙质,特别是它的亚麻油酸成分,可去除附在血管壁上的胆固醇。食用前把芝麻磨成粉,或是直接购买芝麻糊,冲饮服用,才能满足美腿的营养需要。

香蕉: 热量有点高的香蕉,其实可当正餐吃。它含有丰富的钾,脂肪与钠含量却低得很,符合美丽双腿的营养需求。

苹果：它的钙含量比一般水果丰富得多，有助于代谢掉体内多余的盐分。苹果酸可代谢热量，防止下半身肥胖。水溶性纤维质果胶，可预防便秘与下痢。

红豆：它富含的"石碱酸"成分可促进肠胃蠕动，减少便秘，促进排尿，消除心脏或肾脏病所引起的水肿。所含的纤维素，可帮助排泄体内盐分、脂肪等废物，对美腿有极佳的效果。

木瓜：木瓜富含的蛋白分解酵素、番木瓜素，可帮助分解肉食，减低胃肠的工作量，让肉感的双腿慢慢变得纤细；木瓜中的果胶成分还有润肠的功能。

西瓜：清凉的西瓜拥有利尿元素、柠檬酸黄素，能使盐顺利地随尿排出，对膀胱炎、心脏病、肾脏病也具有疗效。此外，它的钾含量也不少，修饰双腿的能力不可小觑。

鸡蛋：鸡蛋富含的维生素 A，给你的双腿以滑嫩嫩的肌肤，维生素 B_2 可消除脂肪。其他的磷、铁、维生素 B_1、烟酸物质，都对去除下半身的赘肉有不可小视的功效。

葡萄柚：葡萄柚含热量很低，但含钾量却位于水果中前茅。独特的枸橼酸成分，使新陈代谢更顺畅。渴望加入美腿小姐的行列，先尝尝葡萄柚的酸滋味！

芹菜：含有大量的胶质性碳酸钙，极容易被人体吸收，补充笔直双腿所需的钙质。芹菜对心脏有利，又有充沛的钾，可预防下半身水肿。

菠菜：多吃菠菜可以使血液循环更活络，将新鲜的养分和氧气输送到双腿，恢复腿部元气。如怕腿部肌肤干燥、提早出现皱纹，请多吃菠菜。

猕猴桃：猕猴桃富含丰富维生素 C 是众所皆知的，然而，猕猴桃纤维素含量也相当丰富。纤维吸收水分膨胀，可产生饱足感。此外，水果纤维能增加分解脂肪酸的速度，避免过剩的脂肪让腿部变粗。

173

提
高
免
疫
力

后　　记

　　圣人孔子曾说过:"食不厌精,脍不厌细。"说明我们的先人早在
2 000多年以前,就很重视饮食的质量。饮食是文化,是科学,是保障人
体生命正常新陈代谢的物质基础。饮食伴随人的一生,饮食给我们生
命、智慧和力量。

　　怎样科学饮食,提高饮食质量是一门学问。本书作者通过多年的生
活积累,结合多年的教学经验编写了本书。当然,本书的观念技法只是
科学饮食的一个侧面,更多、更丰富的饮食知识有待于我们进一步探索。
饮食是人类永恒的话题,本书内容尚不完善,我们会继续努力,把更丰富
的食疗方案传授给读者,让读者的饮食生活更健康、更幸福。对于书中
的不解事宜,本编委会负责免费咨询:

　　电　　话: 010 – 63513132　63517598

　　传　　真: 010 – 6351697

　　通讯地址: 北京 100053 信箱 36 分箱

　　邮政编码: 100053

　　电子信箱: qishan5212@ 163. com

　　网　　址: www. ccswh. com. cn

　　我们愿意真诚地为您服务,提供更多的烹调知识,让我们的生活充

174　满阳光。

张仁庆